齐心鲁力——山东战「疫」全景录

战「疫」情

——山东文艺工作者在行动

《齐心鲁力》编委会 编

山东文艺出版社

图书在版编目（CIP）数据

战"疫"情：山东文艺工作者在行动 /《齐心鲁力》编委会编 . -- 济南：山东文艺出版社，2020.9

ISBN 978-7-5329-6113-9

Ⅰ.①战… Ⅱ.①齐… Ⅲ.①疫情管理—概况—山东—2020②文艺—作品综合集—山东—2020 Ⅳ.① R181.8② I218.52

中国版本图书馆 CIP 数据核字（2020）第 061259 号

战"疫"情
——山东文艺工作者在行动
《齐心鲁力》编委会　编

主管单位	山东出版传媒股份有限公司
出版发行	山东文艺出版社
社　　址	山东省济南市英雄山路 189 号
邮　　编	250002
网　　址	www.sdwypress.com

读者服务	0531-82098776（总编室）
	0531-82098775（市场营销部）
电子邮箱	sdwy@sdpress.com.cn

印　　刷	山东临沂新华印刷物流集团有限责任公司
开　　本	787 毫米 × 1092 毫米　1/16
印　　张	20.25
字　　数	328 千
版　　次	2020 年 9 月第 1 版
印　　次	2020 年 9 月第 1 次印刷
书　　号	ISBN 978-7-5329-6113-9
定　　价	68.00 元

山河无恙春归来

王世农

让每一部战"疫"作品都饱含真情的力量，用优秀的文艺作品彰显新时代文艺工作者的责任与担当。这是山东文艺工作者的共同心声。

庚子新春，病毒肆虐。一场突如其来的新冠肺炎疫情打破了人们平静的生活。

"生命重于泰山，疫情就是命令，防控就是责任。"面对疫情，以习近平同志为核心的党中央始终践行"人民至上、生命至上"理念，全面部署这场疫情防控总体战、阻击战，在寒冬里为亿万人民群众带来信心与力量。

山东省委、省政府坚决落实党中央、国务院决策部署，迅速派出 12 批共 1700 余名医护人员肩负重托、驰援湖北，广大齐鲁儿女积极响应、万众一心，形成前方后方众志成城、抗击疫情的强大力量。

一声号令，尽锐出征。寒冬逆行，春风卸甲。战"疫"一线英雄们可歌可泣的事迹，极大地激发了山东文艺工作者的创作热情。疫情发生以来，山东省各艺术门类精心创作了多部战"疫"主题文艺作品。这些鲜活生动的文艺作品，通过各类媒体，特别是新媒体鼓舞军民士气、致敬白衣天使、抚慰病患同胞、丰富居家民众生活，用艺术凝聚起抗击疫情的强大精神力量，为助力打赢疫情防控阻击战做出了应有贡献！

发倡议，战疫情，用文艺的力量鼓舞人心、振奋精神。

优秀的文艺工作者，如同所处时代的神经末梢，他们总能在第一时间感知社会的心跳与时代的脉搏。面对突如其来的疫情，山东省文联第一时间成立战"疫"工作领导小组，第一时间指导各艺术家协会分别迅速发出倡议，号召全省艺术家和文艺工作者积极投身文艺创作，展现文艺工作者的时代担当。

推精品，展力作，以文艺工作者的担当关注现实、传递力量。风雨同心，安危与共。面对新冠肺炎疫情这一场没有硝烟的战争，山东省广大文艺工作者以激昂的热情潜心创作，记录抗击疫情一线工作者的坚韧与无私，关切普通群众的日常生活。

疫情发生以来，山东省文联先后组织广大文艺工作者创作了 13 万多件（幅）主题鲜明、内容丰富、充满正能量的文艺作品，参加创作的艺术家近 3 万人，文艺工作者超过 16 万人。其中，山东省剧协推出"战'疫'·山东戏剧人在行动"系列作品100多部；山东省音协开展"战'疫'歌曲 MV 展播"活动，创作歌曲600多首；山东省曲协推出"战'疫'·曲艺情"系列作品200余件；山东省舞协参与演出由山东省文联参与编创的"逆风飞翔·赤壁春光"战"疫"舞蹈诗《逆行》，同时，山东省舞协还开设"百姓健康舞"21期，制作"轻松学艺""以舞战'疫'"公益短片13部；省美协组织了"众志成城 抗击疫情——山东美术家在行动""图战疫情""抗'疫'英雄谱""白衣披甲 决胜疫情"四个系列主题创作展播，共推出95期4000多幅美术作品。在山东省文联指导下，山东省美协举办了"心手相连·共克时艰——山东抗'疫'美术作品展暨作品捐赠仪式"；省摄协举办"用镜头聚焦抗'疫'一线"创作活动，展示作品6000余幅。省书协、省杂协、省影协、省视协、省民协及16市文联也创作推出了大量优秀作品，通过新闻媒体、微信、客户端等新媒体平台强势推送传播，强信心、鼓士气、暖人心，聚力抗击疫情。

引领创作方向，讴歌真善美，传递正能量。山东省文联及时向文艺界发出通知，引导文艺创作方向，注重提高创作质量。组织画家为于正洲、崔巍等在抗"疫"一线殉职的英模人物画像，一经推出引发了广大群众的强烈共鸣。及时发挥文艺评论的引导作用，组织签约艺术评论家围绕抗"疫"文艺创作，撰写评论文章，推出了《舞蹈在线——同风雨 共战"疫"》《抗"疫"影像——记录有体温的历史》等10余篇战"疫"题材文艺评论文章，起到了推介佳作、评析文艺现象、引导创作方向的良好作用。

密切横向合作，主动对接新闻媒体平台，联合作战，实现文艺界与新闻界同频共振。山东省文联、山东省摄协与新华社山东分社合作推出《齐心鲁力 奋勇战"疫"——山东摄影人在行动》、"季录山东特刊——乡村振兴圆舞曲"系列摄影报道；省音协与山东广播电视台合作推出了《最美的逆行》《中国脊梁》《口罩后面的美》《逆行的背影》等歌曲 MV；省美协、省曲协分别与大众日报联合开设战"疫"情专栏推出系列艺术作品；省书协联合"学习强国"山东学习平台共同推出了"笔墨尽传家国情"系列战"疫"主题海报宣传。

新探索，新形式，用网络文艺的方式服务群众、凝聚人心。特殊状态催生文艺志愿服务新途径。为全面落实山东省委省政府关于疫情防控的决策部署，根据中国文联和省委宣传部的有关精神要求，对接新时代文明实践中心建设，山东省文联组织开展了山东网络文艺志愿服务系列活动。

开设网络公益课堂。山东省11个省级艺术家协会及时开通网络直播账号，山东省各市文联、新时代文明实践试点县（市、区）文联也积极响应陆续开通蓝V抖音官方账号，探索运用"录频＋直播"的形式进行云宣云教。从2月19日起，已排列出2500多个公益课堂节目，部分音乐、舞蹈课的网络粉丝超过5万人，有效缓解了群众居家防疫压力。

举办艺术网上展播。在第109个国际护士节、5·23中国文艺志愿者服务日到来之际，省文联组织举办"众志成城的力量——山东省抗'疫'歌曲网络音乐会"，献给新时代最可敬的"白衣天使"，致敬抗"疫"战线上所有的"最美逆行者"。本场网络音乐会深受群众欢迎，直播观看人数与回放观看人数达百万人次。

用行动讴歌真善美，用歌声传递正能量。山东省音协在微信公众号开设"全省原创战'疫'公益歌曲展播"，推出优秀音乐作品70余首，推荐10余首歌曲入选"学习强国"平台和中国音协官方微信"全国优秀战'疫'歌曲展播"栏目。山东省文艺创作研究院组织策划了"我不知你是谁，但我知你为了谁——全国抗'疫'美术作品网络邀请展"，目前已连续制作和发布了8期，活动吸引全国多位著名美术家参与创作展示，已刊登了200余位画家的近300幅画作，浏览量达4万余人次。

开展网络志愿服务。山东省文联成立山东省网络文艺志愿服务队，开展创建"山东网络文艺志愿服务行"，组织384名艺术家加入中国文联文艺志愿服务团队（占全国参与艺术家总量的45％），在全国率先开展"文艺进万家 健康你我他"网络文艺志愿服务行动，让百姓足不出户就能享受艺术之旅。配合中国文联开展"方舱直播时间"慰问演出，我省2位艺术家（省音协副主席皓天、省音协秘书长吴可畏）入选第一批直播艺术家名单，屏对屏、心连心，用艺术陪伴患者度过艰难的时光。目前，省各艺术家协会在抖音直播和发布视频3200多个（次），在线观看超过5000万人次；市、县级艺术家抖音直播和发布视频在线观看、点赞373万多人次；抖音话题"山东网络文艺志愿服务行"活动已经上传视频4660个，播放量达1227万次。

开专栏，推专题，做好战"疫"作品的广泛宣传、大力推介。为进一步鼓舞抗"疫"斗志、坚定抗"疫"信心，热情讴歌疫情防控阻击战中的奉献之美、国之大爱，山东省文联在官方网站和微信公众号专门开设了"战'疫'——山东文艺界在行动""战'疫'观察""百姓健康舞""轻松学艺"等主题栏目，日发稿4篇以上，总发稿量350余篇，图片1000余幅，阅读量达40万次。

组成媒体宣传方阵，用活社会媒体资源。山东省文联加强与中央新闻媒体、省新闻媒体等媒体平台的合作，加强作品宣传策划推广。与山东广播电视台联合制作的《最美的逆行》MV

在电视频道累计播出 270 余次，广播 300 多次，新媒体端阅读量 11 万次，总推荐量超过 230 万人次。"学习强国"山东平台采用、转发省文联相关稿件 20 余篇。

情无界，爱无疆，鲁鄂合作携手战"疫"、共渡难关。真情牵挂，声援湖北。山东省文联应湖北省文联邀请，配合开展"同呼吸 共战'疫' 万众一心 加油武汉"——湖北省抗击新型冠状病毒感染肺炎疫情宣传活动，组织我省知名艺术家戚建波、唐爱国、焦黎、刘建杰等为武汉录制加油视频，声援武汉、声援湖北。山东省音协创作的歌曲《隔不断的爱》由湖北宜昌"三峡风合唱团"演唱，展现了鲁鄂两地同心抗击疫情的信心和决心。3 月 25 日，湖北省文联专门致函感谢山东省文联的友情援助。

分毫皆爱，同心战"疫"。山东省文联组织开展了"心系湖北、支援武汉"疫情防控爱心捐款活动，广大党员干部和职工积极响应号召，105 名在职党员干部职工和 40 名离退休干部共捐款 8.54 万元，山东省书协主席团还协同省青年书协等单位，通过义卖筹集善款 10 万元捐给省红十字会转至武汉。

没有一个冬天不会过去，没有一个春天不会到来。当疫情的阴霾逐渐散去，那些涤荡人心的动人故事却从未走远，始终印刻在我们的心中。

情暖家园，山河无恙！我们以饱含敬意的文艺作品致敬在这场战"疫"中涌现出的"逆行背影"，我们用最真挚的祝福致敬每一位奋斗在战"疫"一线、全力付出的"真心英雄"。现将我省广大文艺工作者深情创作的战"疫"主题精品力作结集出版，以铭记这段惊心动魄而又饱含温暖力量的燃情岁月。

冰消雪融，春满家园。大爱深情，时光为证。

愿山河无恙，家国安康！

（作者为山东省文学艺术界联合会党组书记、副主席）

CONTENTS 目录

庚子新春，病毒肆虐。一场突如其来的新冠肺炎疫情打破了人们平静的生活。

　　"生命重于泰山，疫情就是命令，防控就是责任。"面对疫情，以习近平同志为核心的党中央全面部署这场疫情防控总体战、阻击战，在寒冬里为亿万人民群众带来信心与力量。

　　山东省委、省政府坚决落实党中央、国务院决策部署，迅速派出12批共1700余名医护人员肩负重托、驰援湖北，广大齐鲁儿女积极响应、万众一心，形成前方后方众志成城、抗击疫情的强大力量。

　　寒冬逆行，春风卸甲。抗"疫"一线英雄们可歌可泣的事迹，极大地激发了山东文艺工作者的创作热情。三个月来，我省各艺术门类共创作13万余件抗"疫"文艺作品，其中音乐作品4600余件。这些鲜活生动的文艺作品，通过电视、网络等媒体鼓舞军民士气、致敬白衣天使、抚慰病患同胞，用艺术凝聚起抗击疫情的强大精神力量，为打赢疫情防控阻击战做出应有的贡献！

　　冬去春来，时光为证。愿山河无恙，家国安康！

音乐家在行动

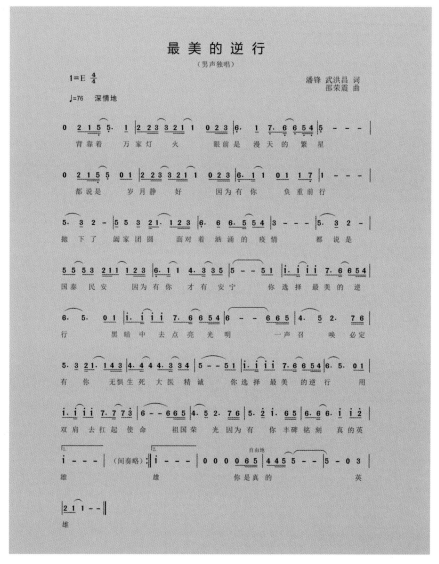

最美的逆行

作词：潘锋、武洪昌

作曲：邵荣震

演唱：丁晓鹏

潘　锋／山东济南章丘区开先小学教师，山东省音协会员，中国音乐文学学会会员

武洪昌／山东省音乐家协会常务副主席

邵荣震／济南市歌舞剧院创作室副主任，山东省音乐家协会会员

丁晓鹏／济南大学流行音乐专业在读研究生

口罩后面的美

（谭萌 操奕恒演唱）

1=♭E 4/4 ♩=60

稍慢 深情地

曲 波词
青 山曲

你也那柳叶儿的眉静静依偎，穿着岁月人伴美陪。
也想女儿女依偎，恋着爱人伴美陪。

一双清澈的眼睛皱眉，闪耀圣洁光辉。
苦别从不会皱眉，重逢也会流泪。

你也那青山常思到歲恋，沥下阳光明媚碎。
也常恳到歲恋，也有委屈心碎。

一朏双明亮的眼睛渍蓊，闪和仁爱心始终无畏悔。
弱从未曾蓊渍，心始终无畏悔。

口罩后面的美，我不知道你是谁，
口罩后面的美，我不知道你是谁，

面对病魔死神的包围不后退，身后是兄弟姐妹。
冲破死神的包围，人间又笑扬歌飞。

口罩后面的美，我知道你为了谁，
口罩后面的美，我知道你为了谁，

天使真情最珍贵，苍生心中树丰碑。
感恩的人最敬佩，苍生心中树丰碑。

结束句 rit.

苍生心中树丰碑。

口罩后面的美

作词：曲波

作曲：杨青山

演唱：谭萌（武汉）
　　　操奕恒（武汉）

曲　波／知名词作家，山东省音乐家协会副主席
杨青山／山东籍知名作曲家
谭　萌／武汉青年歌唱家
操奕恒／武汉青年歌唱家

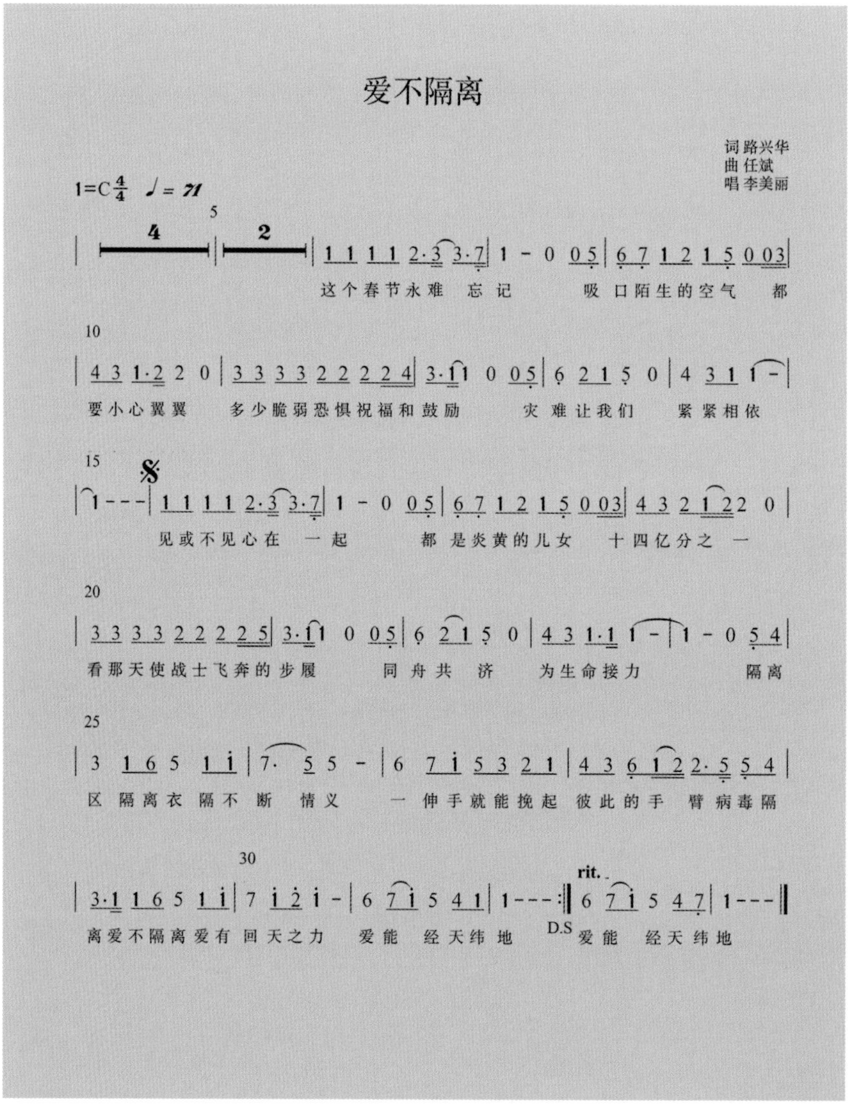

爱不隔离

词 路兴华
曲 任斌
唱 李美丽

爱不隔离

作词：路兴华　　　路兴华／中国音乐文学学会理事，山东省滨州市音乐家协会
作曲：任斌　　　　　　　　副主席兼音乐创作委员会会长，词作家
演唱：李美丽　　　任　斌／青年作曲家
　　　　　　　　　李美丽／山东省音乐家协会主席团成员

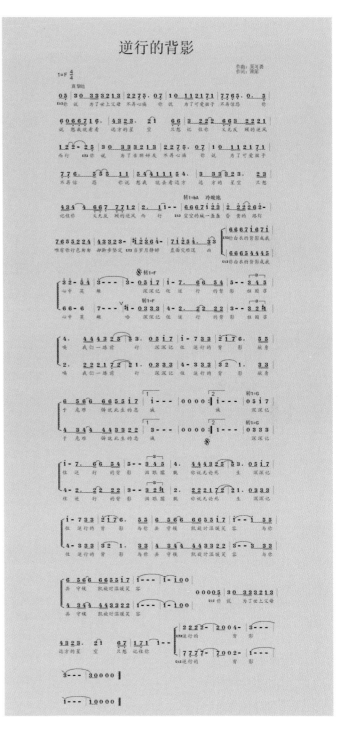

5

逆行的背影

作词：箫陌

作曲：吴可畏

演唱：王松、陈萌

箫　陌／山东省青年词作者
吴可畏／山东省音乐家协会秘书长
王　松／山东省青年歌手
陈　萌／山东省青年歌手

我心相伴

1=B 4/4 ♩=69

作词：俞明龙
作曲：杨智慧

（歌谱略）

我心相伴

作词：俞明龙
作曲：杨智慧
演唱：杨智慧

俞明龙／中国音乐家协会会员，中国音乐文学学会会员，江西省音乐家协会理事
杨智慧／山东大学艺术学院大四学生

中国脊梁

1=C 4/4

词：张帅 潘锋
曲：高绍满

```
0 3 4 | 5 6 5 5 - - | 1·7 7 6 5 5 4 3 | 4 1 1 1 7 1 7 7 1 2 5 - - 0 6 7 |
  总 有  一 群 人    勇 敢 逆 行  为 了 岁 月 静 好 家 国 安 宁    灾 难

1·7 7 - 0 6 | 5·6 6 3 2 3  3 2 3 | 4·3 3  4·3 3·1 | 2 - - 0 3 4 |
来 临    时 执 者 坚 定  默 默 坚 守  负 重 前 行    眼 里

‖: 5 6 5 5 - - | 1 7 1 2·5 0 4 3 | 4 1 1 1 7 1 7 7 1 2 5 - - 0 6 7 |
   满 是    百 姓 的 苦 痛  心 中 澎 湃 满 腔 赤 子 热 情    把 得 失

1·7 7 - 0 6 | 5·6 6 3 2 3  0 2 3 | 4 1 1 1 7 1 7 1 2· 2 - - 0 5 5 |
看 的    比 鸿 毛 还 轻  只 为 家 国 撑 起 蓝 蓝 的 晴 空    你 是
                                                            你 是

4·3 3 3 2 3  2 3 5 | 2·1 1 - 0 5 5 | 6 4 4 4 3 4 3 3·1 | 2 - - 0 3 2 |
中 国 脊 梁  无 名 的 英 雄  风 风 雨 雨 中 砥 砺 前 行    峥 嵘
中 国 脊 梁  无 名 的 英 雄  只 留 给 我 一 个 感 动 的 背 影    我 要

3 4 3 3·1 3  6 2 | 2·1 1 7 6 0 5 5 | 6 4 4 4 3 4·3 3 1 | 2 - - 0 5 |
岁 月 你 前 赴 后 继 不 怕 牺 牲  和 平 年 代 你 默 默 耕 耘    不
擎 起  你 的 火 炬 继 续 冲 锋  描 绘 祖 国 未 来 美 好 的 前 景

3 2 3 2 1 1 - :‖
计 利 名
```

中国脊梁

作词：张帅、潘锋

作曲：高绍满

演唱：高绍满

张　帅／济南市章丘区文化馆副馆长，中国音乐著作权协会会员，
　　　山东省音乐家协会会员，章丘区音乐家协会副主席

潘　锋／山东济南章丘区开先小学教师，词作者，山东省音协会员，
　　　中国音乐文学学会会员

高绍满／山东省音乐家协会会员

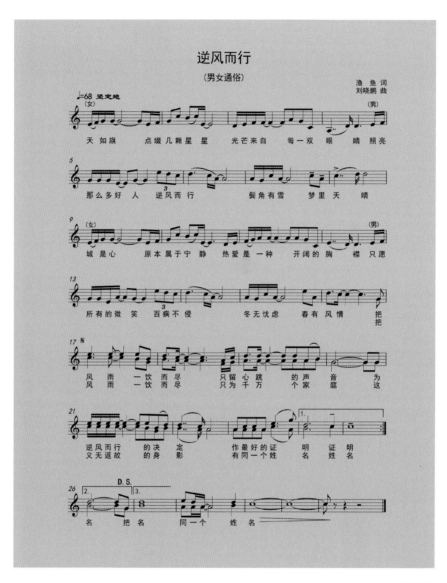

逆风而行

作词：渔鱼

作曲：刘晓鹏

演唱：姜小涵、刘楠、
　　　　孙露、李志远

渔　鱼／知名词作家

刘晓鹏／山东艺术学院现代音乐学院副院长

刘　楠／山东艺术学院现代音乐学院青年教师

姜小涵、刘楠、孙露、李志远／山东艺术学院现代音乐
　　　学院在读学生

请别告诉我妈妈

作词：邵纯生、杨西国　　邵纯生／著名诗人

作曲：李云涛　　　　　　杨西国／山东艺术学院副院长

演唱：郭祁　　　　　　　李云涛／山东艺术学院音乐学院院长，山东省音协副主席

　　　　　　　　　　　　郭　祁／青年歌手，黑鸭子演唱组成员

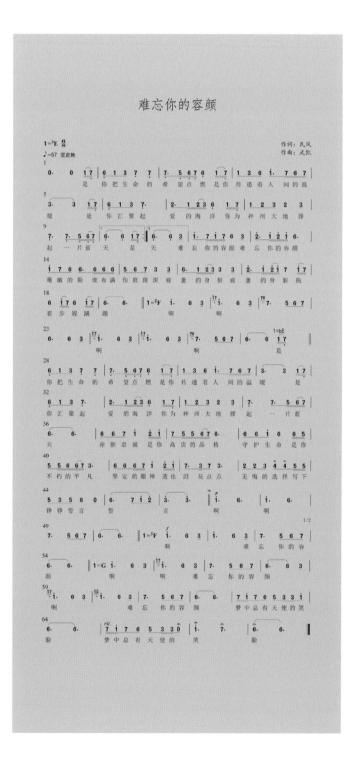

难忘你的容颜

作词：民风
作曲：武凯
演唱：韩霞

民　风／著名音乐人

武　凯／中国流行音乐学会理事，
　　　　山东省音乐家协会副秘书长，
　　　　山东流行音乐专业委员会常务
　　　　副会长，山东艺术学院现代
　　　　音乐学院教师

韩　霞／山东省青年歌唱家，
　　　　济南歌舞剧院独唱演员

共同的名字叫武汉

作词：侯祥银

作曲：王龙

演唱：王学华

侯祥银 / 知名词作家

王　龙 / 山东省青年作曲家，山东师范大学音乐学院青年教师

王学华 / 山东省青年歌唱家，原济南军区前卫文工团演员

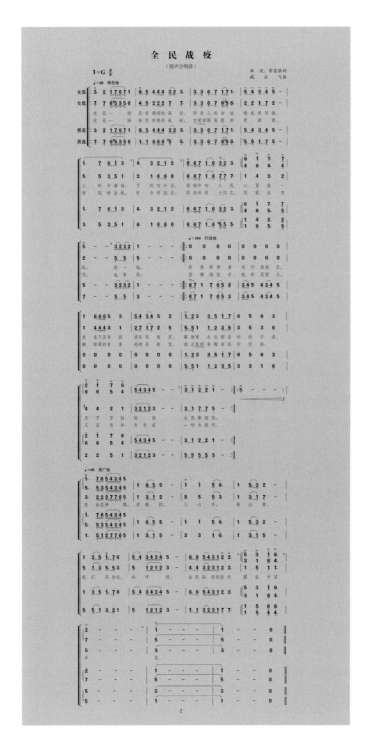

全民战"疫"

作词：曲波、李富胜

作曲：臧云飞

演唱：国际爱乐乐团合唱团

曲　波／知名词作家，
　　　　山东省音乐家协会副主席

李富胜／中国作家协会会员，
　　　　中国音乐家协会会员

臧云飞／知名音乐制作人，军旅作曲家

一个医务工作者的日记

女声独唱

陈道斌 词
戚建波 曲

1=♭E 4/4
♩=52 温暖诉说地

5｜: 3 3 3 3　5 5 5 5　2 3　3.6｜1 1 1 1　2 2 1 6　5.｜
我　没有歌中　唱的那么　伟大，　也　没有太多　时间来诉说，

6 6 6 5.6 2 2.｜2 2 2 3 3 2 1　2 2 2 5｜3 3 3 3　5 5 2 2　3 3　1 1｜
这只是我的职责，　换成你也绝不会退缩。我　不是刷屏新闻里的英雄，只是

2 3 3 2 2 2 1 6　-｜6 6 6 3 3 2 2　-｜2/4 2 2 2 2　3 3 2｜4/4 1　-　-　-｜
普通的医务工作者，　做的是分内的事，　昨天今天一直在　做。

§
5 5 5 3 2 2 1　1 1｜2 2 2 1 2 3 3 5　-｜6 6 6 6 1 6 5 3　3.3｜
生命攸关的时　刻，哪里　顾得上去想那么多，　听到那渴求的呼喊，一

5 5　1 1 6 2 2.｜3 3 5 5 2 3 3　1 1｜2 2 2 3 3 2 1 6.｜
阵阵　刺痛我心窝，　筋疲力尽的时候，只想　一个人静静的呆着，

　　　　　　　　　　　　　　　　　　　　　　　　　　1.
5 6 6 1 1 6 2 2｜2 2 2/4 3 3 3 2 2｜4/4 1　-　-　-｜0 0 0 0 5.:｜
想起那临别的亲人，知道　他们在担心　我。　　　　　我

2.　　　　3.　　　　　　　　　　　渐慢
2/4 1　-｜｜1　-　-　1 5 5｜3 3 5 5 5 2 2｜2/4 6 1 1 1 2 2｜4/4 1　1.　1　-｜
我. D.S.　我，　为了　那些期待的眼神，　我还要做更多　更多。

一个医务工作者的日记

作词：陈道斌　　　陈道斌／知名词作家，国家一级编剧
作曲：戚建波　　　戚建波／知名作曲家，山东省文联副主席
演唱：喻越越　　　喻越越／青年歌手，演员

满城樱花

1=♭B 4/4

君遥 词
刘佳 曲

0 1 2 1 ‖: 2 2 1 2 3 5 0 0 5 6 5 ｜ 3 3 2 3 5 3 0 0 6 1 6 ｜
应该是 春天的一幅画 却停留 在寒冬的白纱 黑夜遮

1 1 6 1 2 3 1 0 6 1 6 ｜ 2 2 1 2 3. 2 0 1 2 1 ｜ 2 2 1 2 3 5 0 0 5 6 5 ｜
住了天边的霞 你坚定目光微笑回答 闪烁的光一点点叠加 相拥的

3 3 2 3 5 3 0 0 6 1 6 ｜ 2 2 1 2 3 1 1 0 6 1 6 ｜ 2 2 1 2 0 6 ｜
爱会聚沙成塔 希望照亮了满城的花 风雨过 后就不会 害

1 — 0 1 2 3 ｜ 6 6 5 6 1 6 6 0 3 3 6 ｜ 5 5 3 5 6 5 6 6 0. 6 ｜
怕 没有距离可以阻挡他 只有勇敢说着祝福啊 等

2 2 1 2 3 1 1 0 6 1 ｜ 2 2 1 2 3 5 5 0 1 2 3 ｜ 6 6 5 6 1 6 6 0 3 3 6 ｜
雪慢 慢融化 春天啊还会远吗 没有距离可以远离他 只有故

5 5 3 5 6 5 5 6. 0 1 6 1 ｜ 2 3 2 0 2 1 2 2 6 6 ｜ 1 — — 0 1 2 1 ‖:
事是你的牵挂 看满城的樱花 纷飞呀 等你回 家 应该是

5 5 3 5 6 1 1 0 1 6 1 ｜ 2 3 2 0 2 1 2 2 6 6 ｜
事是你的牵挂 看满城的樱花 纷飞呀 等你回

渐慢
1 — — 0 1 6 1 ｜ 2 3 2 0 2 1 2 2 6 6 ｜ 1 — — ‖
家 看满城的樱花 纷飞呀 等你回家

满城樱花

作词：君遥　　作曲：刘佳　　演唱：唐磊、高可馨

因为信仰

苏雨景 词
栾 家 曲

1=♭B 4/4

0 12｜33 32 33 0 21｜22 23 22 6 6｜0 11 22 22 1 6｜
想说 的还 没有 说 我又 走进 万家灯 火 亲人 常别 离 苦乐

5 13 3 0 0 23｜44 46 55 0 56｜55 54 33 0 23｜44 45 44 2 0 23｜
一首歌 我的 征途不寂 寞 因有 星月来唱合 只要你 读懂我的背 影 就算

44 46 55 － ｜2/4 5 0 12｜4/4 33 32 33 0 21｜22 23 22 1 1｜
艰辛也值 得 想做 的还 没有 做 我又 融入 寻常巷 陌

0 44 43 11 65｜5 13 3 0 0 23｜44 4 i 77 0 7 i｜75 56 33 0 2 23｜
风雨不需归 肝胆 显本色 我有 深情不必说 冰心 一片难着墨 只要你

44 45 44 2 0 23｜44 46 55 － ｜2/4 0 13 1｜4/4 7.55 － 13 1｜
读懂我的汗 水 就是 幸福萦绕 我 你的夜 梦 着 我的夜

7.66 0 33 345｜5.44 0 22 256｜0 23 3 0 13 1｜7.66 － 7 12｜
醒 着 相守相依不 言悔 我的肝肠多 火热 你的夜 梦 着 我的夜

22 33 0 33 65｜43 44 0 22 21 7｜2.11 － 0 ：｜2/4 0 13 1｜
醒 着 冬去春来 都是爱 我的信仰多 壮 阔 你的夜

4/4 7.55 － 13 1｜7.66 0 33 345｜5.44 0 22 256｜0 23 3 － i i 7｜
梦 着 我的夜 醒 着 相守相依不 言悔 我的肝肠多 火热 你的夜

7.66 － 7 12｜7.55 7 6 － ｜2/4 0 33 65｜4/4 43 44 0 22 21 7｜
梦 着 我的夜 醒 着 冬去春来 都是爱 我的信仰多

2.11 0 33 65｜43 44 0 22 21 7｜2.11 － 0 ‖
壮 阔 冬去春来 都是爱 我的信仰多 壮 阔

因为信仰

作词：苏雨景
作曲：栾家
演唱：于依若

栾 家 / 山东省青年作曲家，山东师范大学音乐学院青年教师

心有阳光

1=G 4/4

深情地 ♩=66

李　娟　词
刘磊 刘吉海　曲

（曲谱）

05 ｜5·33212 12 3｜5 -- 06｜3·22235·3132｜
男：我　知道　前路注定有艰　险，女：我　知道你的心也有挂

相信　寒冬将至春不　远，女：我　相信乌云过后有晴

2 -- 01｜1·66656·5｜5·225 306｜
牵。　　　男：我　知道　无论生死　　重任　在肩，女：我

天。　　　男：我　相信　坚冰深处　　春水　流连，女：我

3·2222321 6132｜2 --05｜3·22232 1663｜
知道　你会回来露出笑　颜。　　男：我　相信　大道沧桑，爱在人

355 - 215 男：53·　　35·3｜
间。　　逆行而　　　上，　　　为生命

女：0　3253　-
千万珍重，

211　1 - 335｜566·　53235｜
护　航，　　你的目　光　　就是我的行

0　112321 1　1 -｜0　2316
千万平安无恙，　　　　你的背影

3 -　　032｜3·55 -　　033｜
囊。　　心有阳光　　　何惧

0653233　3 - 0｜021 2·3311｜
有我的守望，　　心有阳光，

1 76 035｜6555 3·21232｜233 -- ：｜
凤　狂，待到春回大地又是一路芬　芳。

65 ♯4 035｜6555 3·21232｜211 -- ：｜

D.C.

6555 3·21235｜555 - 5 - 323｜3 -- 0｜
春回大地又是一路芬　芳，　　　　一路芬　芳。

6555 3·21235 522 -- ｜2 - 561｜1 -- 0｜

心有阳光

作词：李娟　　作曲：刘磊、刘吉海　　演唱：王学华、初维萍

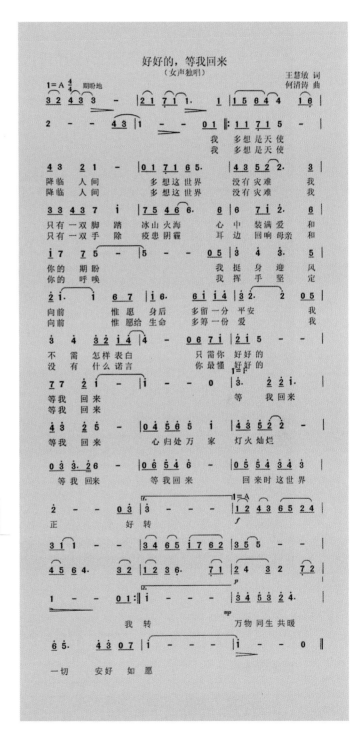

好好的，等我回来

作词：王慧敏

作曲：何清涛

演唱：李美丽

王慧敏／词作家

何清涛／作曲家，
        山东艺术学院音乐学院副院长

李美丽／山东省青年歌唱家，
        山东省音乐家协会主席团成员

勇敢地挥手

作词：孙义勇
作曲：王 松
演唱：王 松

1=G 4/4

0 6 5 6 3 2 7　0 7｜1 7 6 5 2 3　0｜0 6 5 6 3 2 2 5 5 5 7 6｜6 7.7 0 0｜
泪水模糊 的眼　看 不清 窗外的 天　有好多话想 说却有口难 言

0 6 5 6 3 2 2　0 7｜1 7 6 6 5 6 5.｜0 6 5 6 3 2 2 5 5 5 7｜
生命的尽头　是 谁设定 的极限　终其一生也 难以 去

7 - 6 - ｜0 0 6 7｜1 7 6 1.5 3 2 2 1 6｜3 - - 0 3 5｜
改 变　像颗　战士的心 从不怕 突发的 险　把太

6 5 5 5 6 7 6 6 6 5｜2/3 - - 0 3 2｜3 6 2　3.5 0 5 3｜5 6 3 3 - 0 6 7｜
多苦咽 下却不说 苦 难　悲伤 的时候　望 向远方 的天边　心底

1.6 6 6 1 7 7.5 5 6.｜6 - - 0 3 2｜3 3 6 5 5　0 6 7｜1.7 7 6 5 2 3.0 6 7｜
升腾的力量 涌向胸 间　敢地 挥手　面对人 生的考验　心中

1 6 6 6 1.7 6 6 0 5 6｜5 - - 0 3 2｜3 3 3 6 7 5　0 6 7｜
莫名的恐慌 被勇气 驱散　勇 敢 去挥手　大步

1 7 6 6 5 5　0 6 7｜1 6 6 0 6 1 2 5 5 5 5 3 6｜6 - - - ‖
流星走 向前　就算 路再弯 我以真 心换 明天

勇敢地挥手

作词：孙义勇　　作曲：王松　　演唱：王松

都平安

作词：清瑢

作曲：王龙

演唱：王学华、高可馨

逆 行 英 雄

——献给驰援武汉的医护工作者
(女声独唱)

♩ = 74

作词：木 羽
　　　柏 青
作曲：邓 毅
　　　冠 东

1=E

深情的 赞美的 激昂奋进的 中速平稳

5 1 1·1 2 5· | 4 3 2 1 1 — | 1 5 5 6 4 — | 3 3 3 1 2 2 — |
传说中的英雄 高大威猛　　我只看见你　温情的笑容

3 4 5·1 5 6· | 6 5 3 4 4 — | 5·5 3 3 3 — | 5 2 4 3 2 1 |
记忆中的战争 血雨腥风　　我只知道　　疫情来去无踪

1 — — — ‖ 5 1 1·1 2 5 5 | 4 3 2 1 1 — | 2 5 5 6 4·4 |
临 敌 的惊恐 和牵挂 的痛　成为 今 冬 最

3 3 3 1 2 2 — | 3 4 5·1 5 6· | 6 5 5 4·3 4 — | 5 5 3 2 2 — |
无助的表情　这是一场生命 生命的保卫战　疫情肆虐

2 5 5 6 6 7 | 7 — — 5 1 | 7 5·0 3 3 | 7 6·7 6 5 — |
如波涛汹涌　　　挥 挥手　告 别 家乡的安宁

1 4 6 6 0 5 1 | 4 3 6 2 2 0 5 1 | 7 5·0 7 3 | 7 6 1 1 — |
背起行囊　担负 神圣使命　　谁 不是　血肉之躯

4·5 6 6 7 1 | 2 — — — | 3 5 1 2 3 2 3· | 1 7 3 5 — |
你们却坚如长城　　你们逆流而 上 向死而生

4 4 4 1 1 7 6· | 6 5 4 3 2 — | 3 5 1 2 3 2 3· | 4 3 2 1 6 — |
你们是铁血义士 逆行英雄　你们逆流而 上 向死而生

5 5 5 1 5 2 2· | 3 2 1 1 — ‖ 4 3 6 2 2 — | 4 3 4 6 6 0 7·1 |
你们是铁血义士 逆行英雄　神圣使命　神圣使命　使

2 — — | 3 5 1 2 3 2 3· | 1 7 3 5 — | 4 4 4 1 1 7 6· |
命　　你们逆流而 上 向死而生　你们是铁血义士

6 5 4 3 2 — | 3 5 1 2 3 2 3· | 4 3 2 1 2· | 5 5 5 1 5 2· |
逆行英雄　你们逆流而 上 向死而生　你们是铁血义士

3 2 1 1 — ‖ 5 5 5 1 5 2 2· | 2 — 2 0 0 | 4 3 — — | i 1 — — |
逆行英雄　你们是铁血义士　　逆行　英雄
D.S.

i — — — | i 0 0 0 0 ‖
逆行英雄

逆行英雄

作词：木羽、柏青

作曲：邓毅、冠东

演唱：曾乙

天使的模样

（女声独唱）

王文勃 词
王建新 曲
李臻

1=G 4/4

谱例（简谱）

汽笛声声 满载着家的渴望， 鞭
抱抱孩子 再看看咱的爹娘， 背

炮阵阵 诉说着平安吉祥， 忽然的狂风吹乱了
起行囊 背起了那份担当， 是谁的呼唤凝聚这

南疆北国，漫天的阴霾黯淡了灿烂星光。 疫情就
四海一家，是谁的笑容总让你热泪盈眶。 牵着我

是命令，脚下就是战场，保卫父老乡亲，保卫咱的家乡。oh你 最美的
的双手，靠在我的肩膀，站成一座高山，汇成一片海洋。oh你 最美的

逆行 就是天使的模样。 就是天使的模
身影， 就是天使的模样。

样。

天使的模样

作词：王文勃　　作曲：王建新、李臻　　演唱：李臻

冬 天 以 后

—抗击疫情歌曲

独 唱

王慧敏 词
李需民 曲

冬天以后

作词：王慧敏　　作曲：李需民　　演唱：喻越越

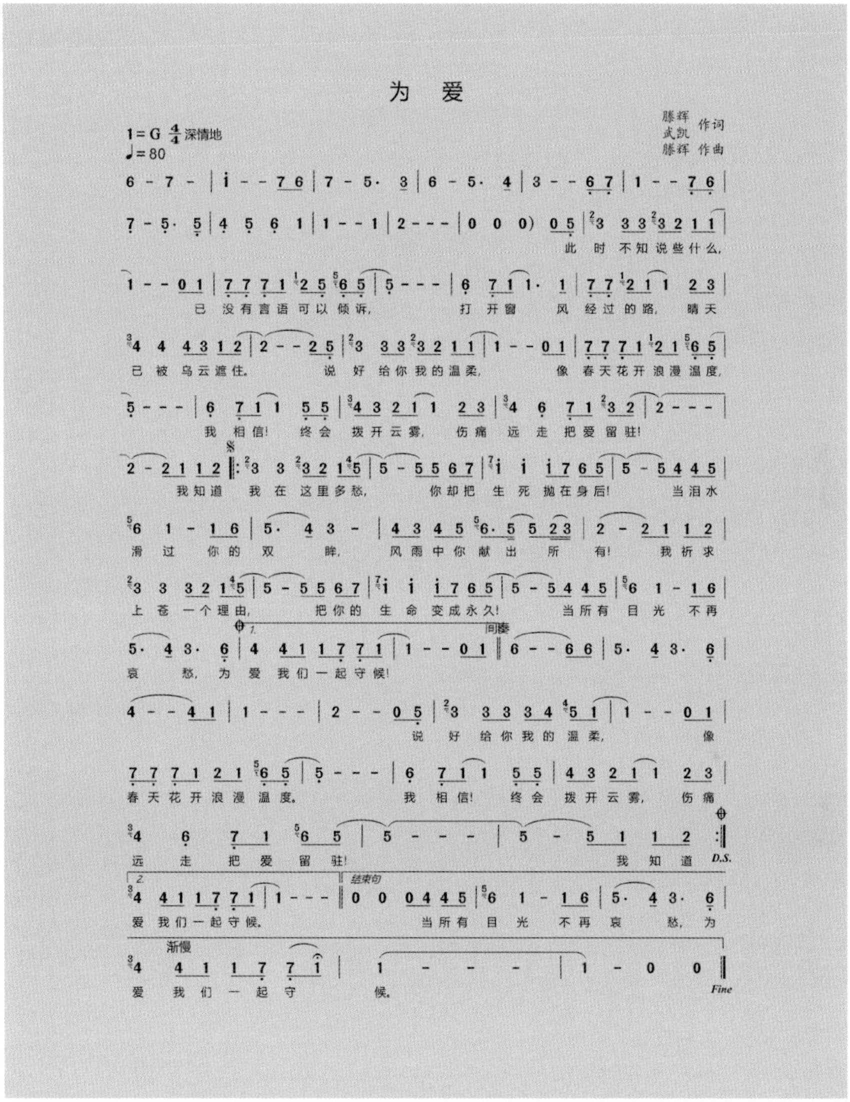

为 爱

滕辉 作词
武凯
滕辉 作曲

1=G 4/4 深情地
♩=80

（此处为简谱，乐谱内容）

此时不知说些什么，

已没有言语可以倾诉， 打开窗 风经过的路，晴天

已被乌云遮住。 说好给你我的温柔，像春天花开浪漫温度，

我相信！终会拨开云雾，伤痛远走把爱留驻！

我知道 我在这里多愁， 你却把生死抛在身后！ 当泪水

滑过你的双眸， 风雨中你献出所有！ 我祈求

上苍一个理由， 把你的生命变成永久！ 当所有目光不再

哀愁，为爱我们一起守候！

说好给你我的温柔， 像

春天花开浪漫温度。 我相信！终会拨开云雾，伤痛

远走把爱留驻！ 我知道 D.S.

爱我们一起守候。 当所有目光不再哀愁，为

爱 我们一起守候。 Fine

渐慢

为爱

作词：滕辉、武凯　作曲：滕辉　演唱：李鳌

济南-武汉

1=F 4/4

张博 词曲

（前奏4小节）

(0· 5 3 2 3 3 3· 0 2 1 | 2 1 1 1 — 0 |)
济南到武 汉 8 8 7公里，

0 5 3 5 3 3 3 0 5 2 2 | 3· 6 6 0 0 5 5 3 |
兄弟到兄弟 并没有距离， 跃突的

5· 3 3 0 5 5 3 | 5 5 1 2 1 1 0 1 1 6 |
泉水， 黄鹤楼的 江水， 在这个

1 2 1· 0 1 1 1 1 1 1 — 0 | 0· 5 3 2 3 3 3· 0 3 1 |
冬季 依然奔流不 息。 每段生命里都会

2 1 1 6 1 1 — | 0 5 5 3 5 3· 0 5 3 5 3 6 |
遇见困苦， 而我们需要 爱和坚强来

3 2· 2 0 0 5 5 3 | 5 6 5 5 5 2 3 3 0 5 5 3 |
温暖， 有的人正 在死去， 更多人

6 5 5 1 2 1 1 0 1 1 6 | 1 2 1 0 1 1 1 1 1 1 |
充满希冀， 在这个冬季 让我们站在

2· 1 1 — 1 2 1 ‖: 1 — 6 6 5 2 | 5 3· 3 — 3 2 3 |
一起。 济南到武 汉，兄弟到兄弟， 我们都

3 6 6 — 6 6 5 | 5 3 3 — 1 2 1 | 1 — 6 1 6 5 |
是 神州的孩子， 北京到武 汉，世界到

5 2 3 3 — 3 2 3 | 3 6· 6 0 3 6 5 5 | 2 3 1 1 (0 1 1 5 |
武汉， 我们都 是 心怀爱意的 兄弟。

6 — 1 5 3 — 1 5 | 6 — 1 5 3 — 1 5 | 6 — 1 3 — 3 |

6 — 2 1 1 — —) 1 2 1 ‖: 2 1 1 1 — 1 1 | 1 — 6 6 5 5 |
济南到兄弟。 江河总要汇成大

3 — 3 2 3 | 3 6· 6 0 3 6 5 5 | 5 3 3 — 1 1 1 |
海， 所以兄弟 我们不会分离， 江河总

1 6 6 — 1 6 5 | 3 — 3 2 3 | 3 6· 6 0 3 2 3 2 2 |
要 汇成大海， 所以相 信 明天终将美

1 1 1· — 1 5 | 6 — 1 5 3 — 1 5 | 6 — 1 |
丽。 啦啦啦 啦啦啦 啦啦啦 啦

5 — 1 5 | 6 — 1 3 — 1 5 | 2 — 2 3 | 1 — — — ‖
啦 啦啦 啦啦 啦啦啦 啦啦啦

济南－武汉

词曲：张博

编曲：武凯

演唱：张博、初维萍等

来了，别害怕

作词：苏兆海、孙纲　　作曲：吴可畏、孙纲　　演唱：闫寒

我们并肩逆行

潘 岁 词
建新 李臻 曲

1=C 2/4

1 230 33｜234 3 71｜1-｜004 560 66｜
在风中 你是 逆行的 那 一个，   在 雨中 我是

567 i 35｜5-｜00 63 5 432 0｜234 531｜10｜
逆行的 那 一个，   狂风暴雨   挡不住坚定步 伐，

712 0. 3｜43 16 2-｜001 230 33｜234 3 71｜
待归来   天空满目彩 霞。 为大爱 你是 逆行的 那 一个，

1-｜004 560 66｜567 i 35｜5-｜00 63 5 432 0｜
为大义 我是 逆行的 那 一个，   赤子情怀

345 5577｜i0 17｜60 45｜6i3 2i｜2-｜2-｜3. 42｜
终不改肝胆若冰雪，只盼盼 江 山像旧如 画。 OH

2-｜:i7i2｜32 6-｜6-｜2346 75｜i-｜i-｜456 60｜
我们向着 光 明， 我们怀揣梦 想， 并肩

567 7 76｜i7 27.｜i0 17｜60｜46 i 2-｜2-:｜
守望， 希望就在前 方，希望 就在 前 方。

7 i 2 i-｜i-:｜7 i 2 i-｜i-｜i-｜i00｜
就在 前 方。   就在 前 方。

我们并肩逆行

作词：潘岁   作曲：王建新、李臻   演唱：皓天、李臻

天使姑娘

作词：归来
作曲：闫寒

1=F 4/4
♩=68

（简谱乐谱略）

听从召唤， 一路芬芳， 你的脚步，从容铿
锵 无畏青春， 恪守信仰， 你的柔弱 刻上了
刚强， 消瘦脸庞， 花了容妆， 你的眼泪， 无处躲
藏， 共抵风雨， 不惧疫情， 万家欢笑， 灯火更明
亮， 哦天使姑娘， 玫瑰的方向， 无怨无悔， 青春最荣光，
哦天使姑娘， 玫瑰的芳香， 生命延续 中国更坚
强。

消瘦脸 强。 你是天下最美
的姑娘。

天使姑娘

作词：归来　　作曲：闫寒　　演唱：闫寒

生 死 宣 言

庄媛 演唱

张玉柱 词
李志国 曲

1=♭E 4/4 2/4
♩=66 深情诉说地

生死宣言

作词：张玉柱　　作曲：李志国　　演唱：庄媛

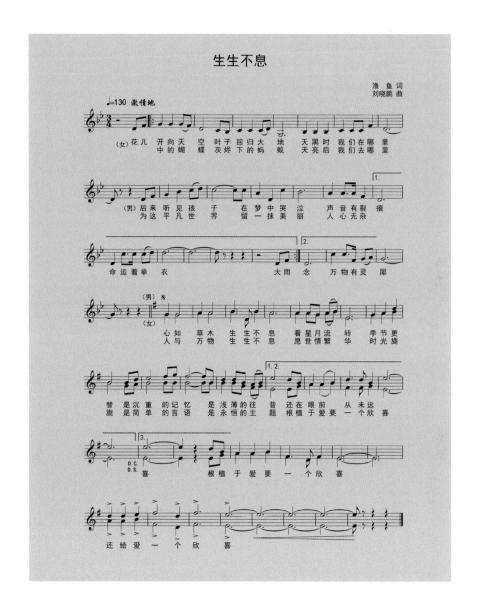

生生不息

作词：渔鱼　　作曲：刘晓鹏　　演唱：姜小涵、孙露、李志远等

深夜，我们启程

词：丁育政
曲：王开金

1=D 4/4
♩=55

33 012 55 32｜1122 3.15 -｜6656 11 1｜434 34 5422｜
深夜 我们 启程，奔赴 那座 封了 城 的城，孩子已经 熟睡 轻轻地 吻别，不敢出声

33 012 55 32｜1122 3.15 -｜6656 44 4｜434 34 4434｜
深夜 我们 启程 奔赴 那座 封了 城 的城，城市 夜色 阑珊 抱一抱 爱人，转过了

5 - - ｜ii 34 565 0555｜ii 223 35 055｜
身。 深夜 我们 启程， 只为了 那些 期待的 眼神， 别害

6 066 5653 3.5｜66 671 2 -｜ii 34 565 0555｜
怕， 我们 一起携手 与疫情 奋力抗争。 深夜 我们 启程， 只为了
深夜，我们 启程， 只为了

ii 223 35 055｜6 066 5653 3.5｜66 671 2 -｜02 12 1 -｜
那些 期待的 眼神，别害怕 我们 一起携手 与疫情 奋力抗争 奋力抗争
救死 扶伤的 本分，放心吧 灾难 终究过去， 看神州 依旧青春。 D.C.

02 12 1 - ｜i - - 0｜02 12 1 - ｜i - - 0｜33 0 12 55.｜
依旧青春。 D.S. 依旧青春。 深夜 我们 启程

4 - 5 - ｜i - - - ‖
嗯。

深夜，我们启程

作词：丁育政　作曲：王开金　演唱：田率

音乐家在行动

以爱的名义
——献给用爱呵护生命的人们
（演唱：贾凡）

谢安庆 词
孙轶 曲

1=A 转 C 4/4 ♩=92

用爱 点亮前行的火炬，用
用爱 承担神圣的使命，用

爱 传递手足的情感，用爱 呵护渴望的
爱 呵护生命的尊严，用爱 托起坚定的

转1=C（前4=后2）

心灵。用爱温暖期盼的心田，用
信心。用爱开启希望的航船，用

爱 点亮前行的火炬，用爱 传递手足的
爱 承担神圣的使命，用爱 呵护生命的

情感，用爱 呵护渴望的心灵。用
尊严，用爱 托起坚定的信心。用

爱温暖期盼的心田，以爱的名义 让奇迹
爱开启希望的航船，以爱的名义 让乌云

出现，以爱的名义 让平安相伴。
驱散，以爱的名义 让阳光灿烂。

以爱的名义 让寒冷变暖。以爱的名义
以爱的名义 让春暖花开。以爱的名义

让苍天感叹。D.C. 远，
让幸福永

以爱的名义。

以爱的名义

作词：谢安庆

作曲：孙轶

演唱：贾凡

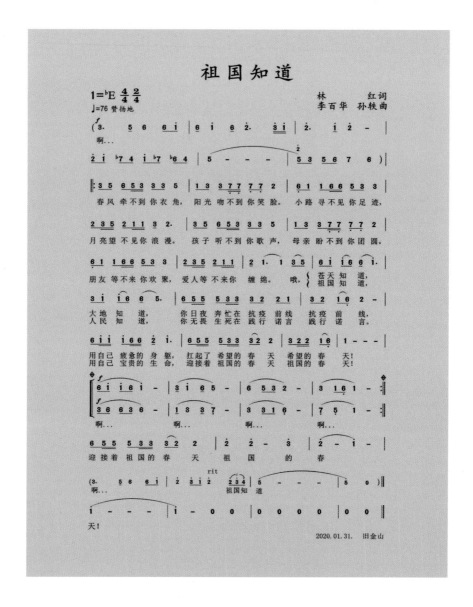

祖国知道

作词：林红

作曲：李百华、孙轶

演唱：雷岩、于联华、吴沁等

向南方

作词：赵连福　作曲：陈鸿林　演唱：秦鹏楠

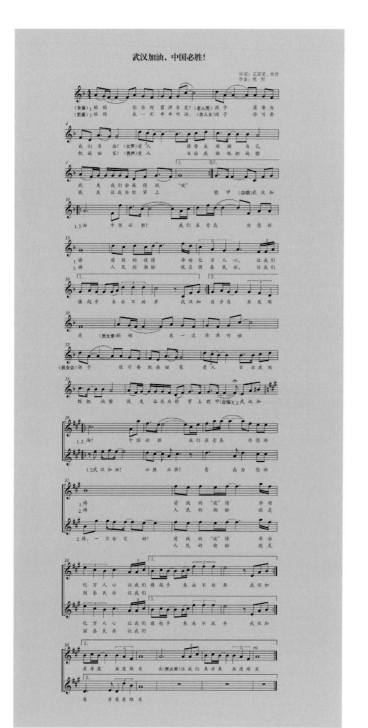

武汉加油，中国必胜

作词：王国梁、祝村

作曲：祝村

演唱：张航琪、张旭、黄玉珍、崔风霄、
　　　于泽鲲、李梓萌

天使妈妈

作词 王建 王碧然
作曲 闫寒

1=C 4/4

♩=78

6 - 6 3 6 i | 7· 6 ♯5 - | 4 - 4 3 ♯5 7 | 6 - - 0 |

3 3 3 4 3 1 1 | 6 5 5 4 3 - | 6 6 6 6 6 5 6 | 6 5 5 1 2 - |
我在睡梦中 你已 离 开了家，　你说 你去 打怪兽　胜利 再回家，

6 6 6 5 6 - | ♯5 5 5 7 6 - | 4 4 4 5 6 5 6 6 6 | 7· 6 6 6 5 - ²⁄₄ 5 |
我为你担心，　　我为 你害怕，　我怕怪兽吃掉你我怕 没了 妈妈。

4/4 3 3 3 4 3 1 1 | 6· 5 5 4 3 - | 6 6 6 6 6 5 6 | 6 5 5 1 2 - |
我在睡梦中 梦见 我的 妈妈，　一身 白色 的盔甲　样子 美极啦，

6 6 6 i 6 - | ♯5 5 5 7 6 - | 4 4 4 5 6 5 6 6 6 | 7 6 ♯5 6 - |
我为你骄傲，　　亲爱 的妈妈，　我会 照顾好自己你就放　心吧。

6 - - 0 | i i 7 i 6 7 i | 2 i 7 i 6 - | 6 6 6 6 i 7 |
　　　　　天使妈 妈，我的 天使妈 妈，　　你是 一个 大英雄

7 6 6 5 5 - | i i 7 i 6 7 i | 2 i 7 i 6 - | 6 6 6 6 5 7 6 |
人人 把你夸，　天使妈 妈，我的 天使妈 妈，　等你 打完了怪兽，

7 6 6 5 5 - | ¹· 5 5 5 4 3 1 | 6 - - - :|| ²· 5 - - 0 |
盼你 快回家，　　我的 天使 妈 妈。

0 5 5 4 3 | 3 - - 1 | 6 - - - | 6 0 0 0 ||
　我的 天 使　　　　妈 妈。

天使妈妈

作词：王建、王碧然　　作曲：闫寒　　演唱：邢一凡

爱心永恒

抗疫战歌

领唱、合唱

1=G 4/4

♩=67

李守俊词
刁 庆曲

（简谱乐曲）

看不清 你憔悴的面容 只看到你焦灼的眼睛 疫情

就是命令 承诺掷地有声 你忙碌的身影 让人心 疼 不知

道 你真实的姓名 只知道 你们总是逆行 在五

星红旗下 许下海誓山盟 你用生命温暖 这个寒冬

合唱：

爱心永恒 爱心永恒 疫情汹汹 也休想横行

手牵起手 就战无不胜 武汉保重 中国保重

爱心永恒 爱心永恒 隔离封城 却难阻真情

心贴着心 就无所不能 我们能行 我们会赢

爱心永恒

作词：李守俊

作曲：刁庆

演唱：杜梅、黄涛、宋苗、王小玺、萧玉鹏、单晶、汤晓丹、耿靖恒

等你归来

作词：周永贺　作曲：马宁　演唱：许多　朗诵：曹华

中国力量

1=D 4/4

♩=120 坚定 充满信心地

词曲：谭振

```
6  6·56  3  | 5  6 6  -  | 6  6·56  i  | 6  5 2 3  -  |
有 一种 使 命    叫 担 当    有 一种 微 笑    叫 坚  强

6  6·56  3  | 2  1 3 2  -  | 5 5  3 5  6  | 7  -  5  6  |
有 一种 感 动    叫 奉 献    有 一种 凝 聚    叫   力

6  -  -  6  -  -  ‖ i· i i 6 | i 2 i i  |
量                       八  方 支 援  送 温暖
                         坚· 定 逆 行  奔 战场
                         i· i i 6 | i 7 i i  -

7· 7 7 6 | 5  6 6  6  -  | i· i i 6 | i 2 3  -  |
九 州 倾 力  保 安 康      面 对 疫 情  不 惧 怕
驱 走 阴 霾  迎 曙 光      万 众 一 心  永 向 前
                         i· i 6 6 | i 7 i  -

结束句
2· 2 2 i 5 6 | 6  -  -  ‖ i· i i 6 | i -  2  -  |
中 国力量最 坚 强          中  国力量  铸  辉
中 国力量 铸 辉 煌          ·
7· 7 7 6 5 6 | 6  -  -     i· i i 6 | i -  7  -

3  -  -  3  -  -  3  0 0 0 ‖
煌

i  -  -  i  -  -  i
```

中国力量

作词：谭振　作曲：谭振　演唱：东营市音协合唱团

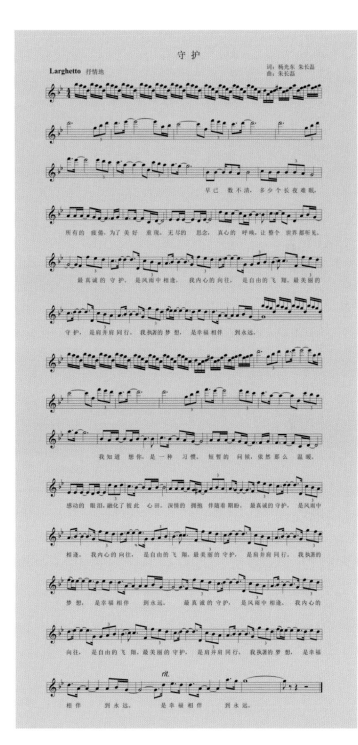

守护

作词：杨光东、朱长磊

作曲：朱长磊　

演唱：张强

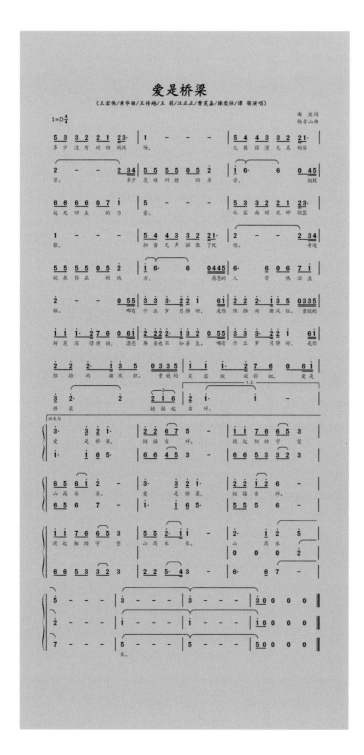

爱是桥梁

作词：曲波

作曲：杨青山

演唱：王宏伟、黄华丽、汪正正、曹芙嘉、
　　　王传越、王莉、操奕恒、谭萌

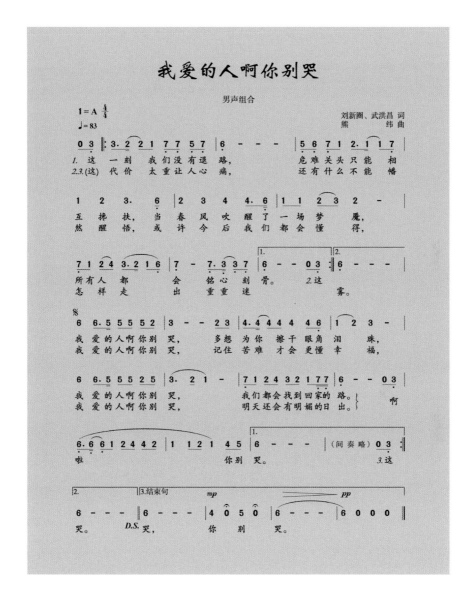

我爱的人啊你别哭

作词：刘新圈、武洪昌　作曲：熊纬　演唱：吴可畏、王松

长江话别

演唱：韩霞

1=F 4/4

（柔情、慢板）

词曲：王鸣铎
编曲：武凯
制作人：李菁

（乐谱）

阴霾散，天晴朗，山川秀丽去
号角响，背行囊，挥泪将去浓
送长街，过小巷，春意正浓

江水浩荡。洗征尘，换红装，心手相连
中华好儿郎。千叮咛，万思量，共告慰英雄
樱花绽放。千秋业，担肩上，期待重逢

无语话衷肠。南方北方，都是家乡，血脉一条根，
战地黄花香。万里长城，万里长江，万众一条心，
不仅在疆场。炎黄热土，华夏风光，爱是泰山石，

都有我爹娘。出征不怕生死险，今要回家
有难共担当。来时总觉光阴慢，如今话别
情是长江浪。五湖四海相约在北京，同看升旗

心里慌，心里慌，五湖四海相约在北京，
盼时长，盼时长，迎朝阳，迎朝阳。

同看升旗迎朝阳。迎朝阳。迎朝阳。

长江话别

词曲：王鸣铎　　编曲：武凯　　演唱：韩霞

别 怕

1=F 4/4

深情 自豪地 ♩= 68

施翔 词
刘磊 曲

0·5 ‖ 3 2 1 1 - 2 3 | 2 5 5 - 0 5 | 1·6 6 6 1 2 3 2 1 |

我 看见了 你的颤抖， 我 一刻 也不愿 你难
我 听见了 你的叹息， 我 分秒 也不愿 你担

2 - - 0 | 6 5 6 6 - 0 3 | 5 5 2 3 0 |

受。 风暴中 我 逆行 而来，
忧。 危难中 我 挺身 而出，

2 1 6 0 6 6 1 2 3 5·6 | 5 2 2 - 0·5 ‖ 6 5 5 - 0 5 |

呵护你， 绝不让你的呼吸停留。 我永久。 哦
唤醒你， 只想让你的心跳

‖ 1·7 7 7 6·6 7 | 5 3 3 - 0 5 | 1 6 6 5 6 6 6 1· |

别怕 别怕 我的亲人， 有 强大的祖国 在身
别怕 别怕 我的爱人， 有 自豪的祖国 在身

2 - - 0 6 6 | 7·7 7 - 0 3 3 3 | 1 1 1 1 7 6 6 0 6 1 |

后， 就没有 就没有 过不去的坎坷， 只要
后， 等到与你 与你相拥在欢笑中， 那一

1·6 6 6 1 3 2 2 1 5 | 5 - - 0 5 ‖ 1·6 6 6 1 3 2 6 2 1 |

我们 守望相助到最后。 哦 定是 春暖花开的时

1 - - - ‖ 1·6 6 6 1 3 2 6 2 1 | 1 - - 0 6 1 |

候。 D.S. 定是 春暖花开的时 候。 那一

rit.

1·6 6 6 1 3 2· | 2 - 6 2 1 | 1 - - - | 1 - - 0 ‖

定是 春暖花开 的时 候。

别怕

作词：施翔　作曲：刘磊　演唱：丁肇环

爱站在一起

清 璐 词
孙伟亮 曲

1=F 4/4

3 2 3 3 6 7 1. 3 3 1 | 2 2 1 2 2 - | 1 7 1 1. 7 1. 2 2. 5 |
谁不想 和幸福 享温柔时光，　　　谁不愿 陪快乐 闻

1 1　2 3 3 | 3 2 3 3　0 6 6 3 3 | 5. 4 3 4.　6 7 |
满山 花香。　谁没有 放不下的牵 挂，谁刚

1 1 7 7 1. 0 7 7 3 | 1 7 6 6 - - | 3 2 3 3 6 7 1. 3 3. 1 |
做了好梦 为你改 方向。　　　谁眼泪 装作无声 换

2 2 1 2 2 - | 1 7 1 1. 7 1. 2 2 | 1 1 1 2 3 3 - |
笑容出场，　　谁脆弱 按暂停 故作很坚 强。

3 2 3 3　0 6 6 3 | 5. 4 3 4.　6 7 | 1 1　7 1 2　2 7 |
谁喜欢 被风雨 吹 到痛，谁不害怕 一转身 生死

2. 3 3 - - |: 6. 6 6 5 6　3 4 5 | 5　4 3 4 4 - |
相望。　　善良的爱 站成了温 暖的光，

4. 4 4 5 6　6 5 4 | 4　4 3 2 3 3 - | 3 4 5 5　6 5 6 6 3 |
希望多远 也找回美 丽平常。　　每份力， 每份情 让

5. 4 4 3 4　0 6 7 | 1 7 1 1 7 1 2 1 2 2 2 2 | 1 7 6 6 - - |
胜利生长，新的心跳声 牵世界的手 看 天亮。　(反复转 1=G)

1 7 1 1 7 1 3 2 1 2 2 2 | 1 7 6 6 - 0 6 7 | 1 7 1 1 7 1 2 2 1 2 2 |
心跳声 牵世界 的手 看 天亮，　　新的心跳声 牵世界的手

2 - 0 2 | 3. 6 6 - - | 6 0 0 0 ‖
看 天亮。

爱站在一起

作词：清璐　作曲：孙伟亮　演唱：金霖

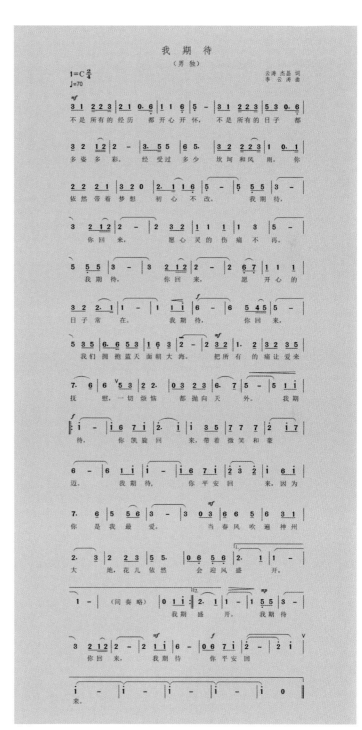

我期待

作词：李云涛、王杰昌

作曲：李云涛

演唱：李鳌

中国医魂

作词：徐安国

作曲：孟宪斌

演唱：张全

感 谢 你

1=bD 转 F #F G 4/4

词：邱国栋

曲：李之岩

♩=76

感谢你

作词：邱国栋

作曲：李之岩

演唱：张文汇、王可儿、王维亮、王平平、贺坤、辛怡萱、徐明、孙祖贤

2020不离不弃

（演唱：于晓冬）

作词：于晓冬
作曲：于晓冬

1=C 4/4

♩=64

0 5 5 5 6 7 2 7 7 6 2 | 5 5 . 6 2 - | 0 5 5 5 6 7 3 2 7 7 6 5 |
这个春节过的是那么的安　　静　　熟悉的街道不再是车流穿

6 - - | 0 5 5 5 6 7 2 7 7 7 7 7 2 | 3 3 2 2 2 i . 7 7 6 5 |
行　　突然袭来的一场雨　将欢笑按下了暂停

0 5 5 5 6 7 2 7 7 6 2 | 5 5 6 5 5 - | 0 5 5 5 6 7 2 7 7 6 2 |
我望向远方的星它依然闪烁在天际　是你背上了行囊逆风而

5 5 . 6 2 - | 0 5 5 5 6 7 3 2 2 7 6 2 | 7 6 5 6 6 - |
行　　在这个期盼已久刚来到的 2 0 2 0

0 5 5 5 6 7 2 2 2 2 2 | 3 2 2 2 2 5 7 7 7 7 6 |
看不到你的脸却能感受到 你那份坚定的表情　我只能

6 5 5 5 7 6 5 5 | 3 5 6 5 6 5 5 6 | 7 6 5 2 2 2 2 |
远远的 望着念着盼着 你的归期　你是平凡的人　　用

3 2 5 7 7 7 7 6 | 6 5 5 5 5 6 7 2 2 2 7 6 |
温 暖的心　　在这冬夜里　诠释着什么是不离

6 5 5 . 6 7 6 6 5 | 7 6 5 2 2 2 5 5 | 3 2 5 7 7 7 6 |
不 弃　你是平凡的人　用 勇敢的心　在这

6 5 5 5 5 6 7 2 2 2 7 6 6 | 6 5 5 5 - 3 5 6 | 6 5 5 5 - - |
寒日里 等待着阳光洒满了大 地　　生生不 息

2020 不离不弃

作词：于晓冬　　作曲：于晓冬　　演唱：于晓冬

别来无恙

作词：清瑢

作曲：吴可畏

演唱：周平、吴可畏

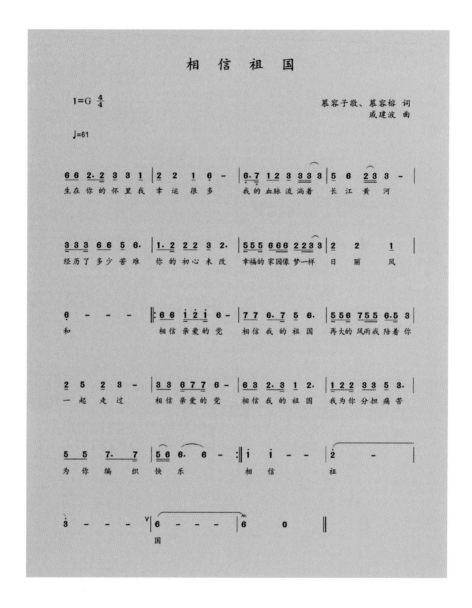

相信祖国

作词：慕容子敬、慕容榕　　作曲：戚建波　　演唱：刘和刚

众志成城的力量

作词：武洪昌　　作曲：栾凯　　演唱：天下泉城合唱团

逆风而动，逆流而上。用逆行的脚步彰显勇于奉献者的大爱情怀，以逆行的背影展现敢于担当者的儿女初心。

5月12日下午，在第 109 个"国际护士节"来临之际，由山东省文学艺术界联合会、山东省卫生健康委员会、山东青年政治学院主办，专门为疫情防控救治一线的卫健系统干部职工和广大医务工作者奉送的舞蹈诗《逆行》"国际护士节"专场慰问演出在山东青年政治学院山青剧院温暖呈现。来自山东省援助湖北医疗队和疫情防控救治一线的医务工作者代表观看了演出。

舞蹈诗《逆行》时长约 70 分钟，作品由山东青年政治学院舞蹈学院院长、山东省舞蹈家协会驻会副主席傅小青担任编导、总导演。

作为全国首部战"疫"题材舞蹈诗作品，舞蹈诗《逆行》由中国舞蹈家协会支持指导，山东省文学艺术界联合会、山东青年政治学院联合编创。

作品以一名援鄂医务工作者的经历为主线，以舞蹈语言艺术再现了一家 5口在战"疫"过程中的生死离别。作品充分展现了当疫情来临，无数"逆行者"勇敢担当、恪尽职守、奋力拼搏、心存大爱的赤子衷肠。作品同时着眼于表现山东对湖北"搬家式"的无私援助行动，热情讴歌了我省广大医务工作者、公安干警、基层干部、志愿者以及广大群众以国家、民族、人民利益为重，识大体、顾大局，同舟共济、守望相助的家国情怀，彰显了山东省战"疫"冲锋，坚定扛起大省责任担当的大局意识和齐鲁情怀，进一步体现了"鲁鄂情深，亲似一家"的深层内核主题。

舞蹈家在行动

舞蹈诗
逆行

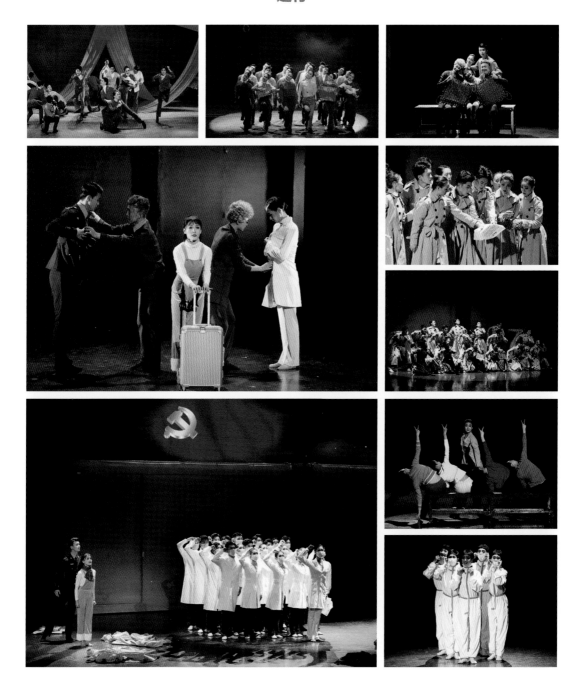

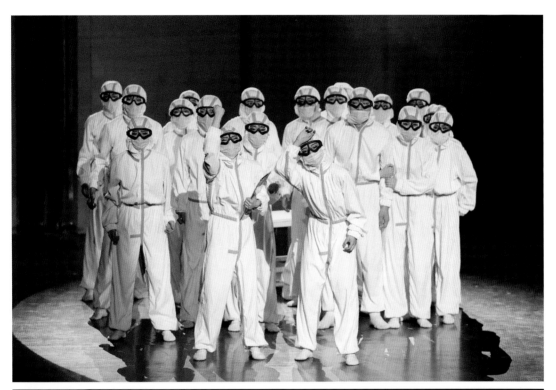

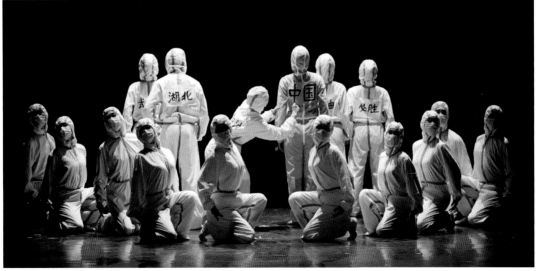

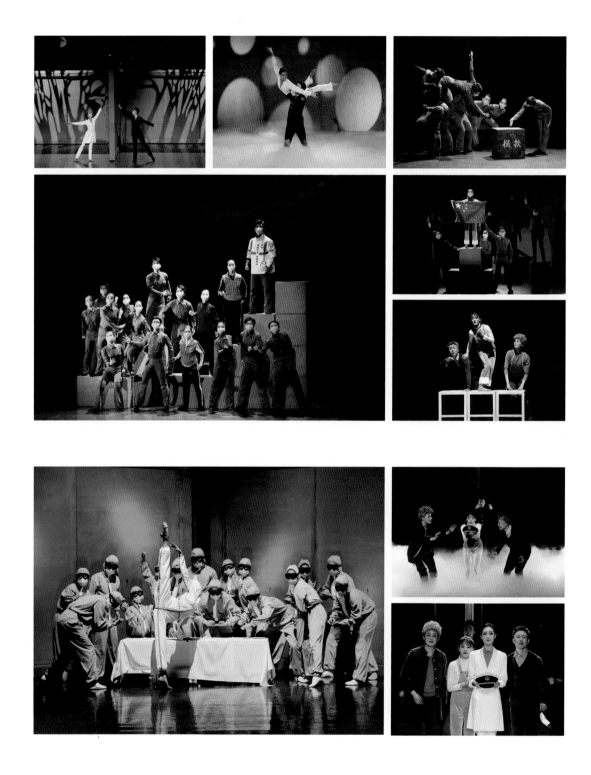

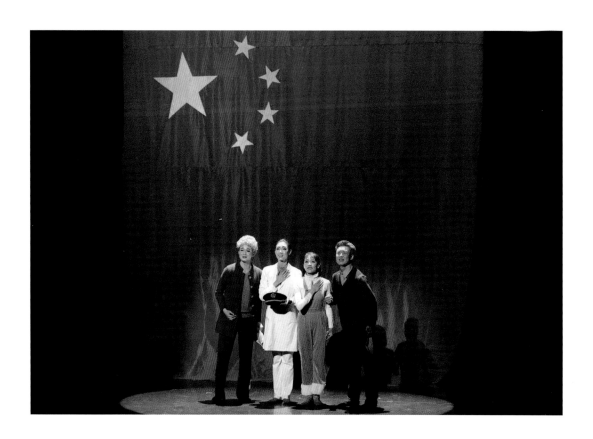

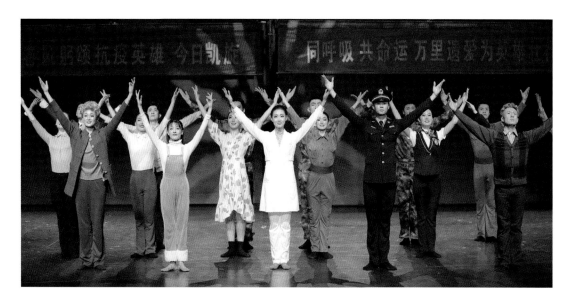

庚子伊始，疫情肆虐，面对这突如其来的严峻考验和没有硝烟的战场，亿万"逆行者"用最执着的坚守、最无悔的信念、人性最质朴的善良，演绎着一个又一个不为人知的感人故事……我不知你是谁，但我知你为了谁，正因无数个你的默默坚守、负重前行，亿万家庭才能多一份安宁与期待，愿你们一切安好！

　　艺术来源于生活，山东广大美术工作者被这群平凡而伟大的人们深深感动，手中的画笔不自然地被牵动着，记录下了他们恪尽职守、默默奉献的身影。

　　向最美逆行者们致敬！

美术家在行动

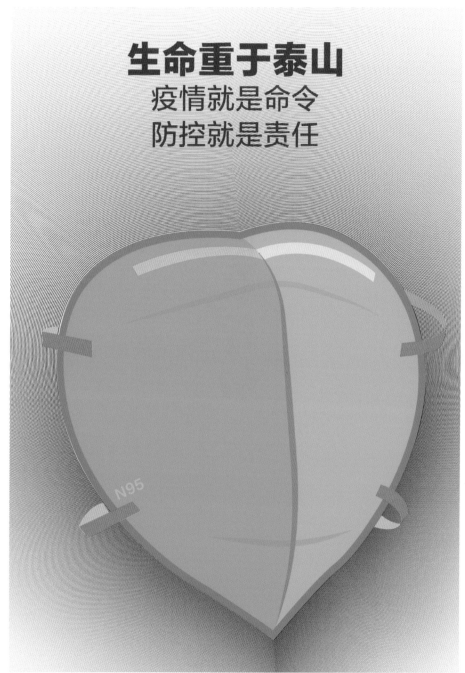

生命重于泰山
疫情就是命令
防控就是责任

潘鲁生《生命重于泰山》

中国文联副主席，中国美协理事，山东省文联主席

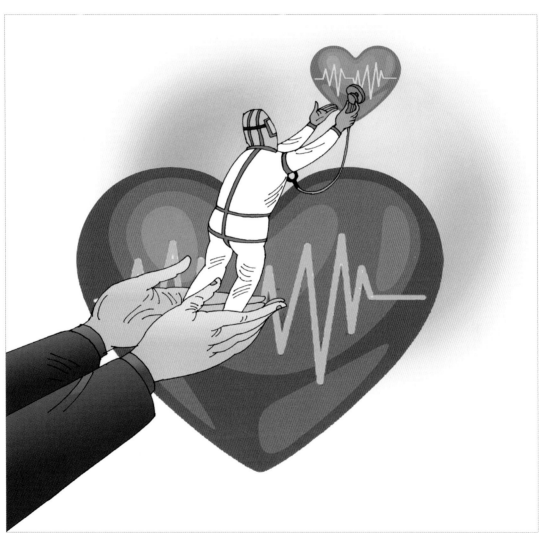

黎青《血脉相连》

中国美协漫画艺委会主任，山东省美协顾问

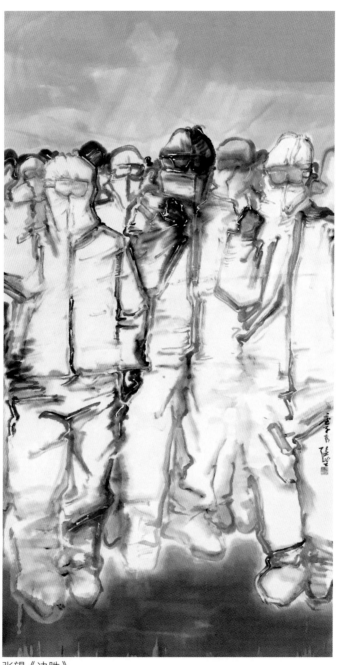

张望《决胜》
中国美协理事，山东省美术家协会主席，山东美术馆馆长

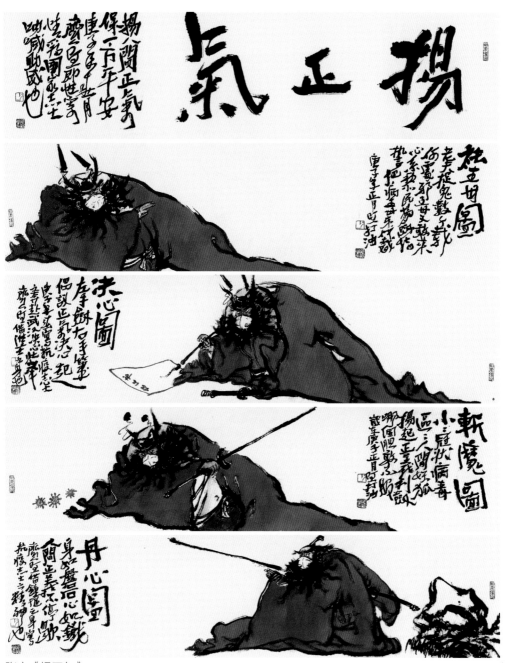

张宜《扬正气》
中国美协理事，山东省美协常务副主席

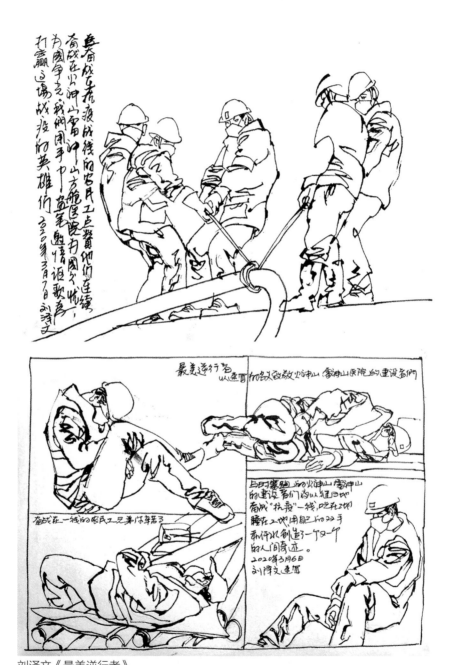

刘泽文《最美逆行者》

山东省美术家协会顾问，山东省中国画学会顾问，烟台市美术家协会名誉主席

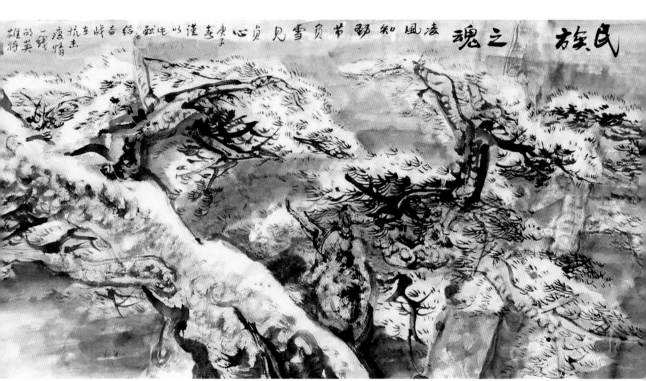

张宝珠《民族之魂》
中国美协会员，山东省美协顾问

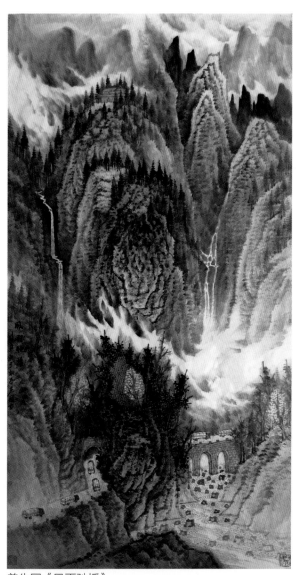

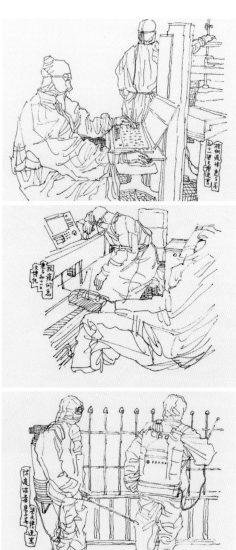

曾先国《风雨驰援》
山东省美协顾问，青岛画院名誉院长

梁文博《抗"疫"题材速写笔记》
中国美协会员，山东省美协顾问，山东艺术学院教授

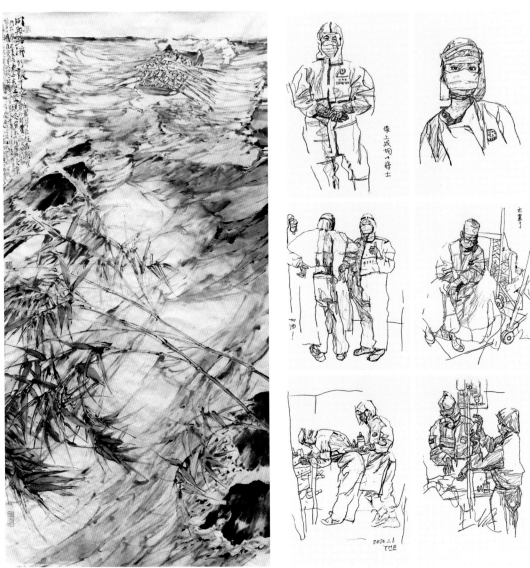

宋丰光《同舟共济 竹报平安》
山东师范大学教授、硕士生导师

岳海波《天佑天使》
中国美协综合材料绘画与美术作品保存修复委员会委
员，山东艺术学院教授

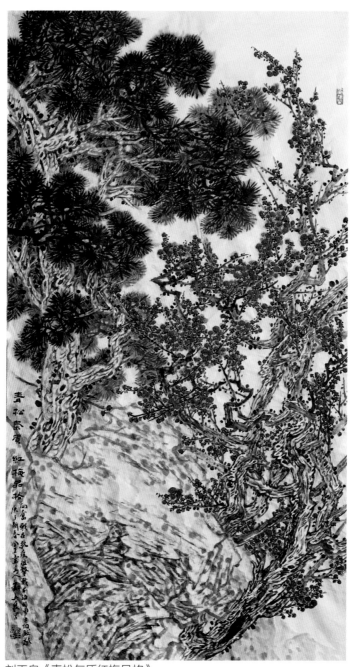

刘玉泉《青松气质红梅品格》
中国美协会员，山东艺术学院教授

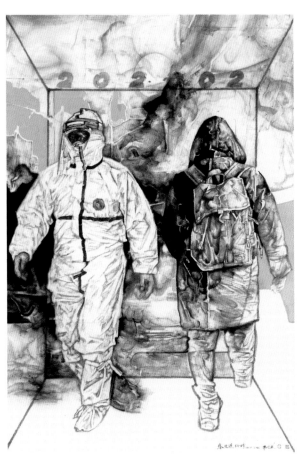

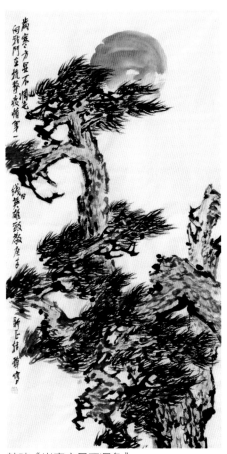

李兆虬《春天进行时》
中国美协会员，山东省美协综合材料绘画艺委会副主任

韩玮《岁寒方显不凋色》
中国美协会员，山东师范大学美术学院教授

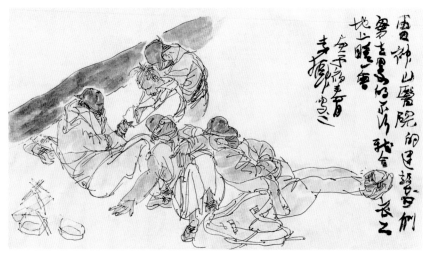

李振坤《风餐露宿》

山东省美术家协会人物画艺委会副主任

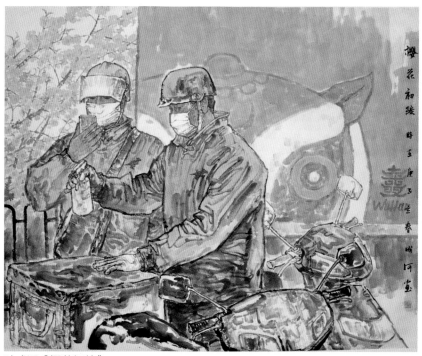

孙成河《樱花初绽》

中国美协会员，山东省美协副主席，烟台市美协主席

美术家在行动

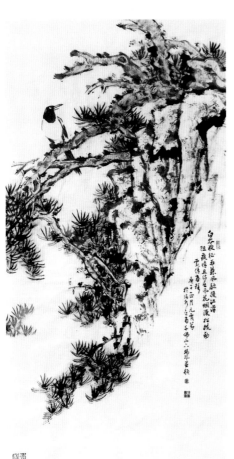

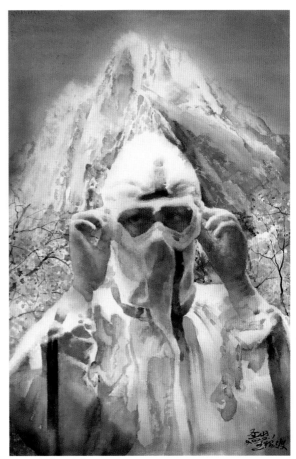

杨枫《待到山花烂漫时》
中国美协理事，山东省文联副主席，
山东省美协副主席

王绍波《圣山》
中国美协理事，青岛市文学艺术界联合会主席，
青岛市美术家协会主席，青岛大学美术学院院长

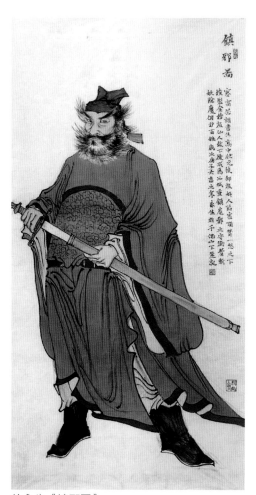

徐永生《镇邪图》

中国美协会员，山东省美协副主席，

山东省文化馆副馆长

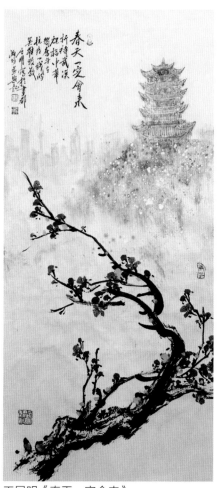

王居明《春天一定会来》

中国美协会员，山东省美协副主席，

潍坊市美协主席

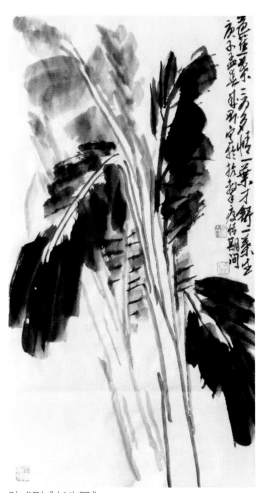

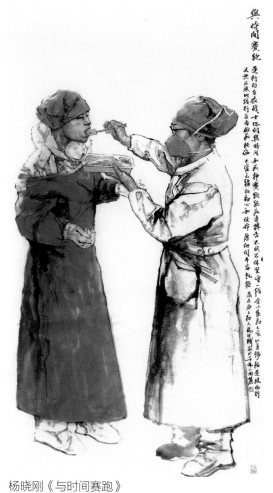

孙成刚《长生图》
中国美协会员，山东省美协副主席，泰安市美协主席

杨晓刚《与时间赛跑》
中国美协会员，山东省美协副主席，山东画院研究部主任

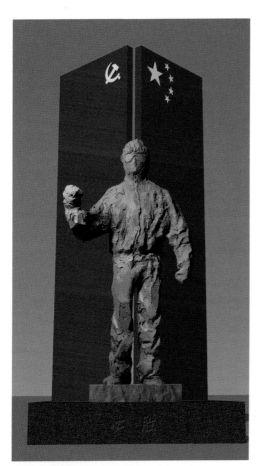

李怀杰《必胜》
山东省美术家协会副主席，
山东省青年美术家协会名誉主席

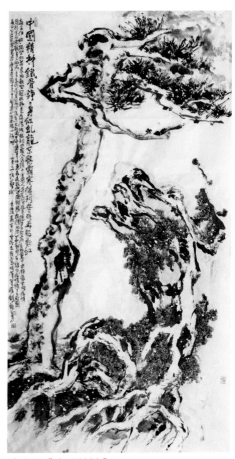

魏百勇《中国精神》
中国美协会员，山东省美协主席团委员兼秘书长

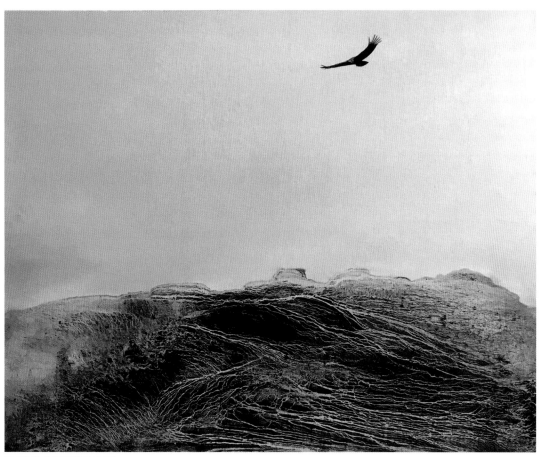

孙肖嘉《万里筑长城》

山东省美协主席团委员兼创作部主任

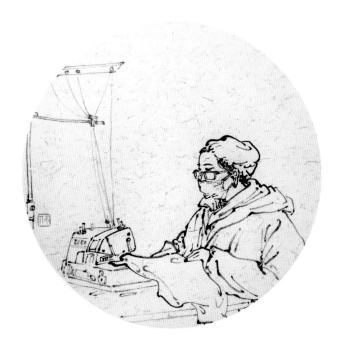

王宇鹏《前方战"疫"紧 后方支援忙》

山东省美协主席团委员，山东文艺创作研究院院长

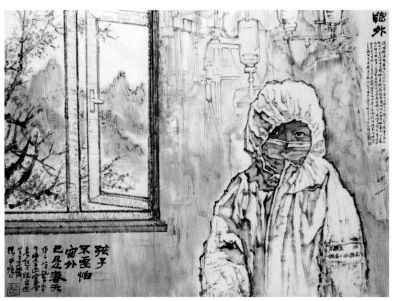

张风塘《窗外，已是春天》

中国美协会员，山东省美协主席团委员，青岛画院院长

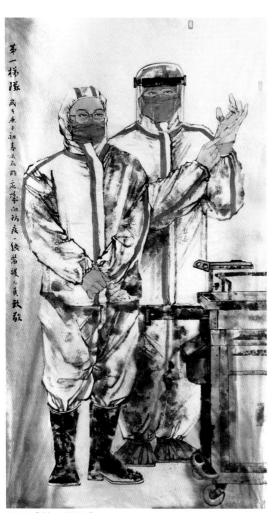

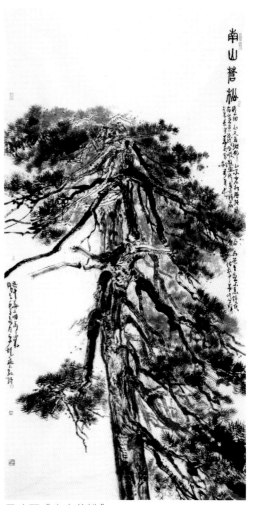

吴磊《第一梯队》
中国美协会员，山东省美协主席团委员，
山东师范大学美术学院教授

吴建军《南山苍松》
中国美协会员，山东省美协主席团委员

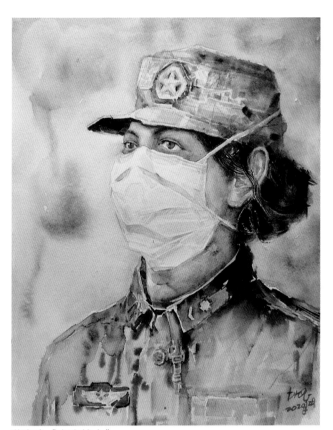

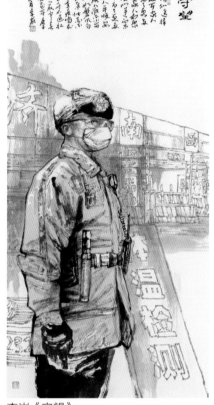

董海全《白衣战士》
中国美协会员，山东省美协主席团委员，
山东画院油画水彩画创作室主任

李岩《守望》
中国美协会员，
山东省美协主席团委员兼展览培训部主任

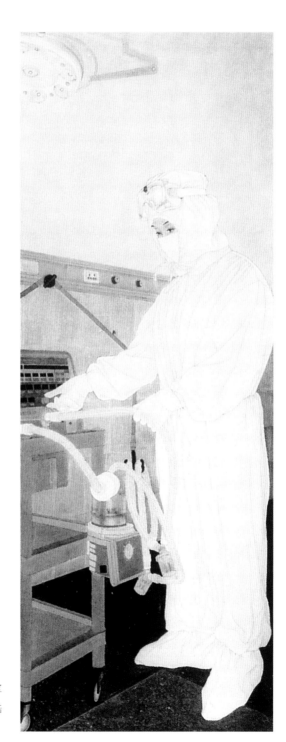

姚秀明《天使·天职》
山东省美术家协会主席团委员，原济南军
区美术书法研究院副秘书长，北部战区陆
军政治工作部原创作室美术负责人

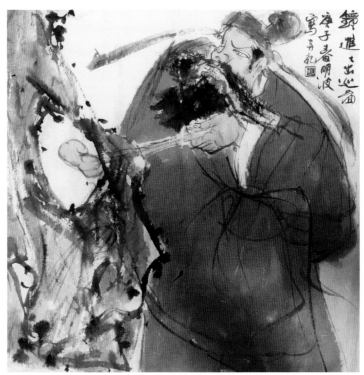

刘明波《钟进士出巡图》
中国美协会员,山东师范大学美术学院院长

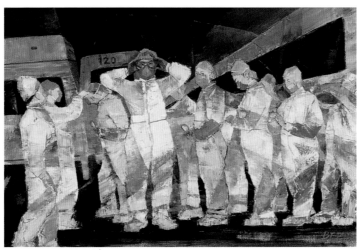

班福臻《黎明》
德州学院美术学院原副院长

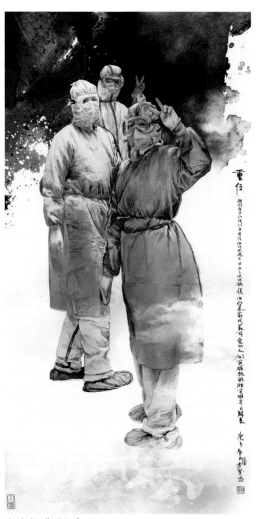

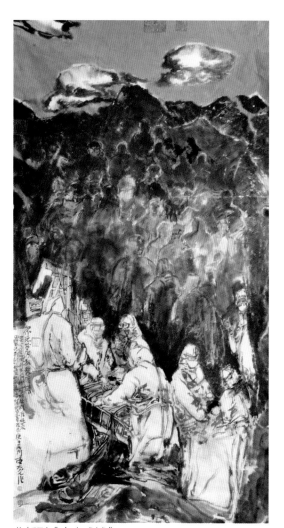

卞连华《重任》
山东省美协会员，禹城市文化馆美术摄影创作馆员

曹新刚《众志成城》
中国美协会员，山东大学艺术学院特聘教授

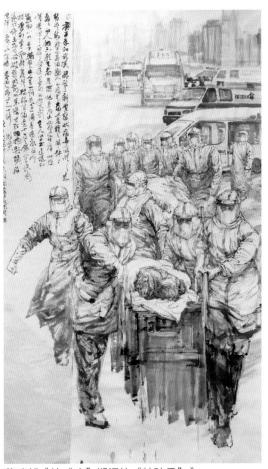

蔡瑞邦《抗"疫"期间的"特种兵"》
山东省美协会员，枣庄市美协主席团委员

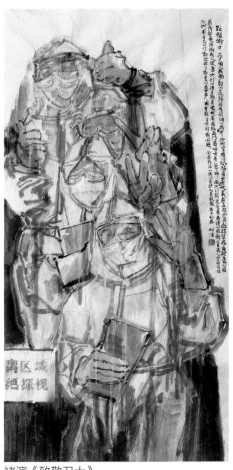

褚滨《致敬卫士》
中国美协会员，山东省美协理事，济宁学院美术系主任

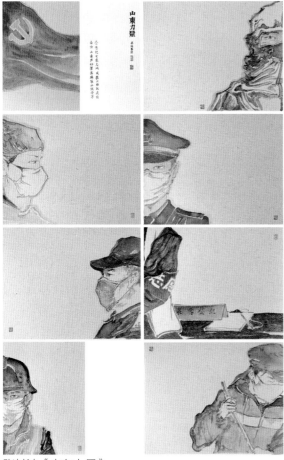

张其波《山东力量》

山东省美协会员，济宁市青年美协副主席

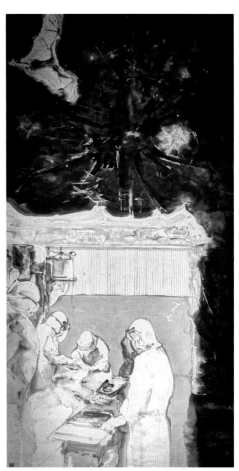

孙春龙　张园园《黎明前的决战》

孙春龙／中国美协会员，山东画院青年画院副院长

张园园／青岛市女书画家协会理事

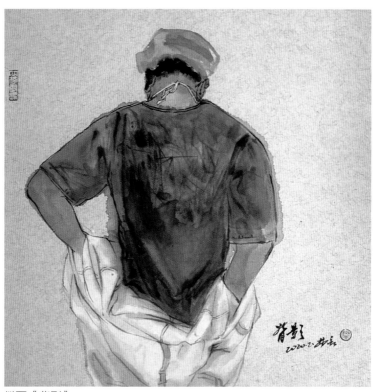

樊磊《背影》

中国美协会员，山东省美协副秘书长，山东画院专职画家

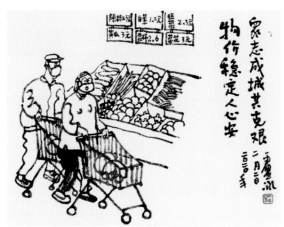

卢冰《众志成城共克艰 物价稳定人心安》

中国美协会员，中国金融美协主席

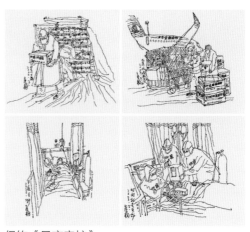

侯钧《日夜守护》

中国美协会员，临沂市文联副主席，临沂市美协主席

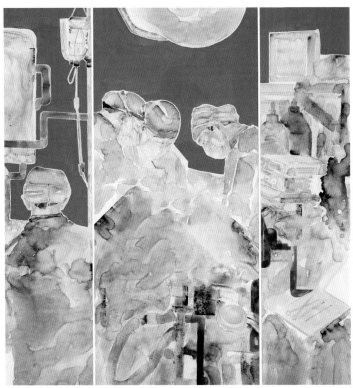

丁奕翔《重生》
山东省美协人物画艺委会委员，济南大学美术与设计学院教师

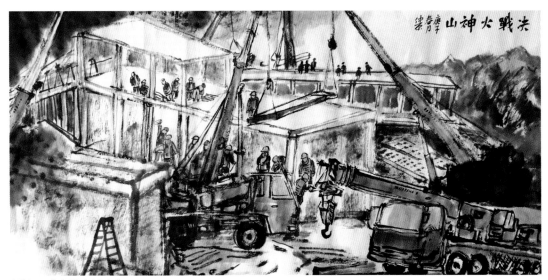

刘仲原《决战火神山》
中国美协会员，山东省美协副秘书长兼创作策划部副主任

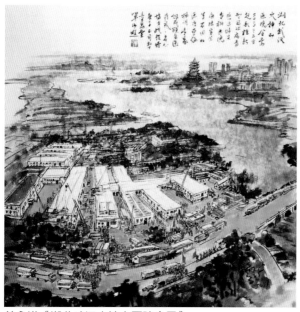

单永进《湖北武汉火神山医院全景》

中国美协会员，山东省美协理事，威海市美协副主席

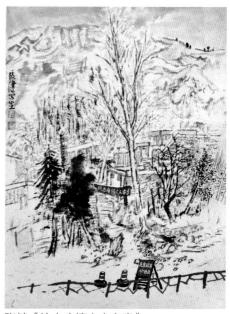

张健《抗击疫情人人有责》

中国美协会员，山东省美协副秘书长

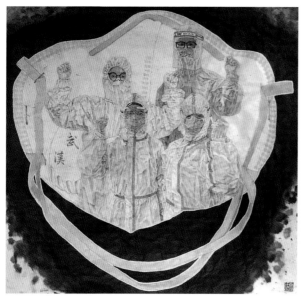

隋荣钰《守护者》

中国美协会员，首都师范大学学生

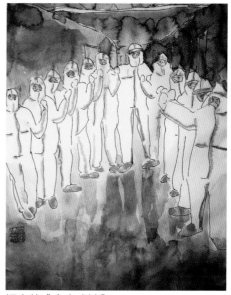

闫育帅《众志成城》

山东省美协创作部副主任

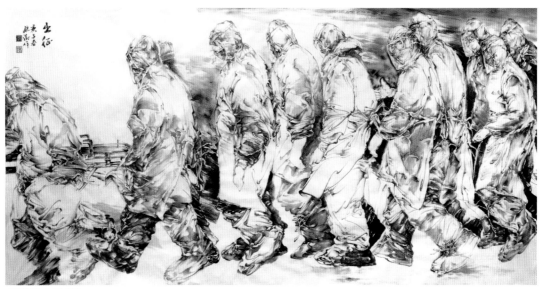

李毓澍《出征》
新泰市美协副主席

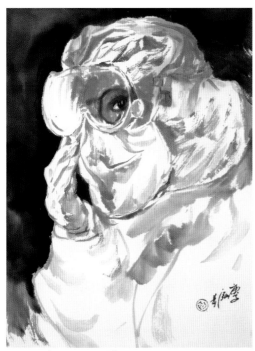

初敬业《坚定的眼神》
临沂大学美术学院教授

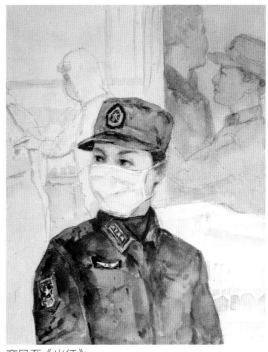

窦凤至《出征》
中国美协会员，青岛大学美术学院教授

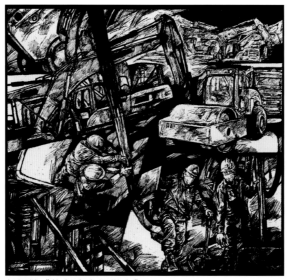

郭振坤《恢复生产保供应》
中国石化美协常务理事，胜利油田美协副主席

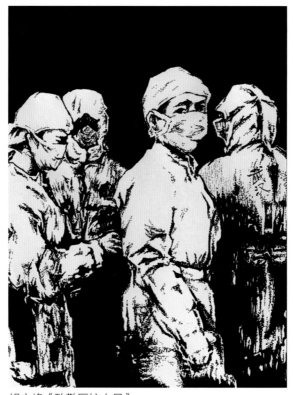

胡文峰《致敬医护人员》

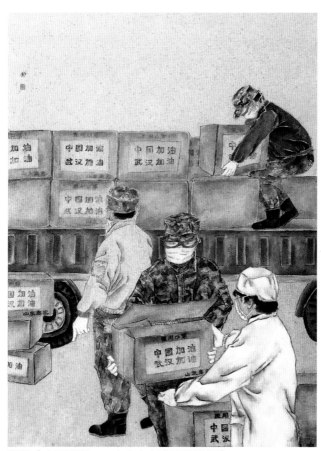

鞠静《大爱无疆——来自山东高密的驰援》

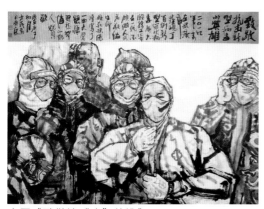

方民《致敬抗"疫"英雄》

中国美协会员，中国画创作研究院副研究员

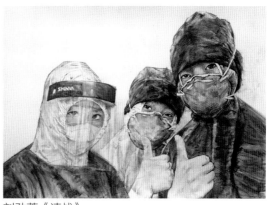

刘劲蓬《请战》

中国美协会员，山东工艺美术学院造型艺术学院油画教研室主任

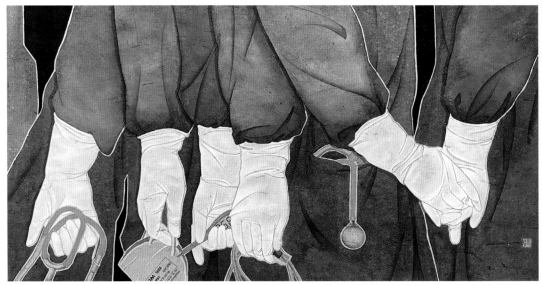

马琳《与子同袍》

山东师范大学美术学院硕士研究生

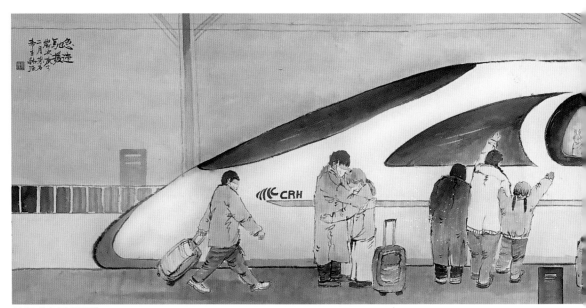

韩强《急速驰援》

山东省青年美协会员，滨州市美协理事

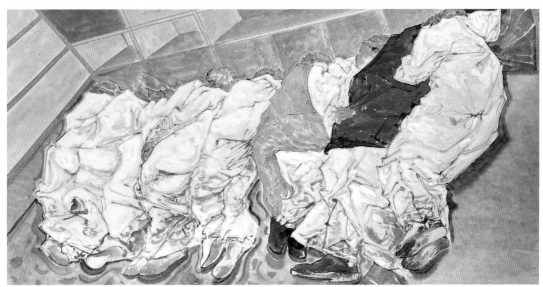

孟祥军《致敬逆行者》

中国美协会员，山东师范大学当代水墨研究中心研究员

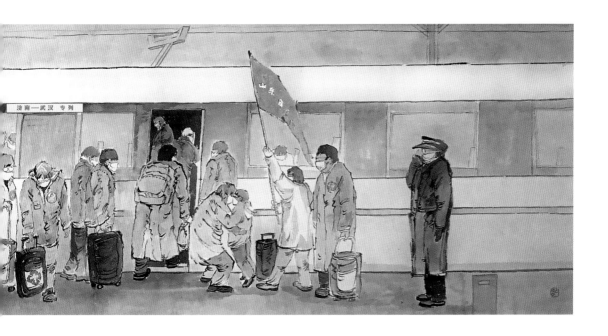

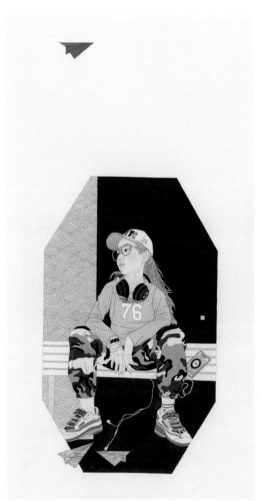

韩典亮《祈祷妈妈早日归来》

中国工笔画学会会员

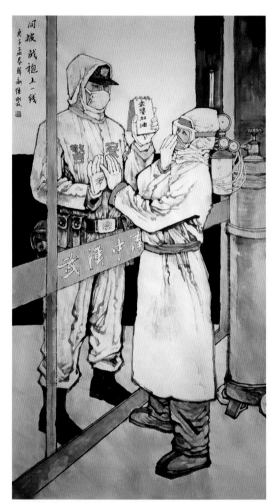

韩新维《同披战袍上一线》

中国美协会员，山东省中国画学会常务理事，中华东岳
书画院副院长

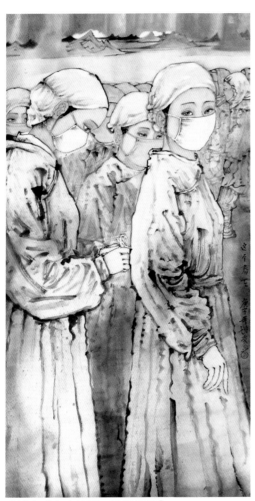

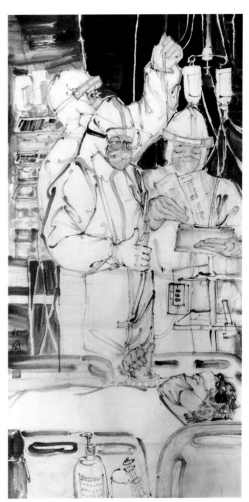

金增友《白衣执甲　决胜疫情》
聊城大学美术学院教授

刘纪兰《与你同在》
山东师范大学硕士研究生

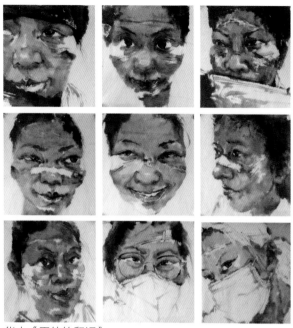

华杰《天使的印记》

中国美协会员，潍坊学院副教授

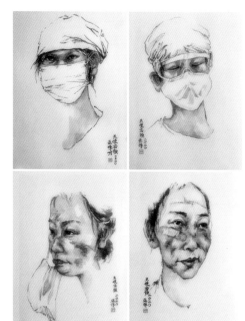

张辉《天使容颜》

中国美协会员，山东省美协理事，
济南市美术馆副馆长

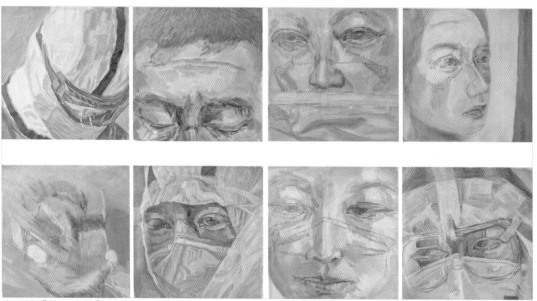

张明洁《战斗天使》

山东师范大学美术学院硕士研究生

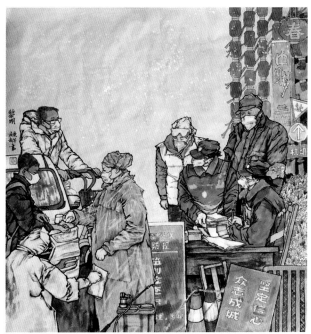

黄成柱《黎明》
烟台市美协理事

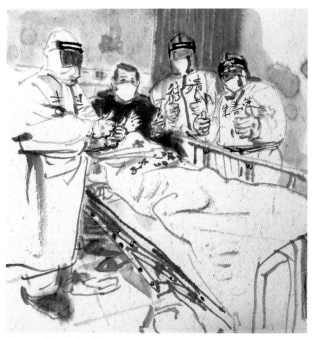

李玉旺《一起加油》
中国美协会员，中国工笔画学会理事，山东画院专职画家

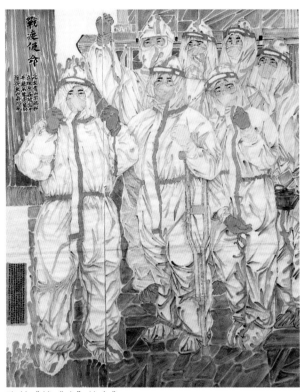

张帅《战"疫"使命》

山东师范大学美术学院硕士研究生

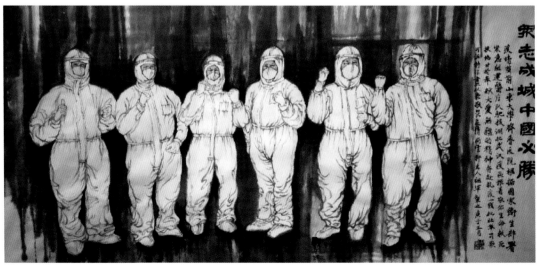

尹祖军《众志成城》

中国农工民主党山东书画院理事

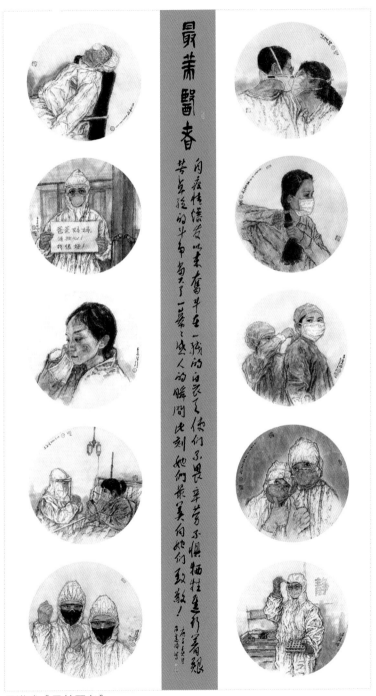

吕进成《最美医者》
中国美协会员，山东省美协会员，济宁学院副教授

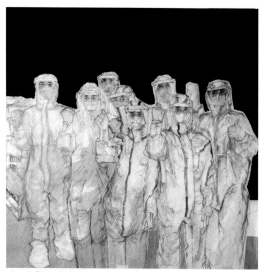

李刚《战"疫"——屏障》

中国美协会员，山东省美协会员，东营市美协副主席

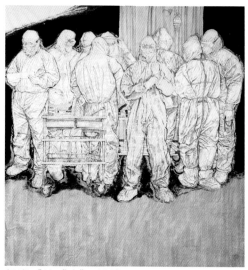

赵峰《抗"疫"时刻》

中国美协会员，山东省美协理事，青岛画院专职画家

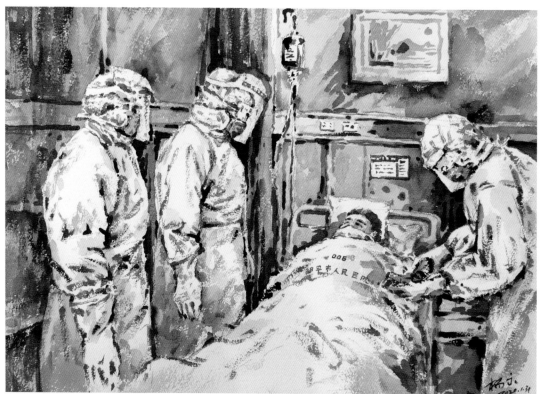

杨永《依靠》

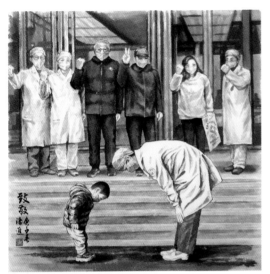

李涛进《致敬》

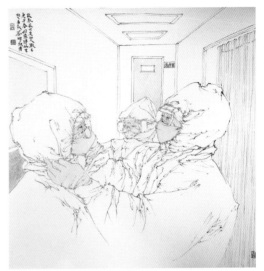

刘坤《致敬最可爱的人》

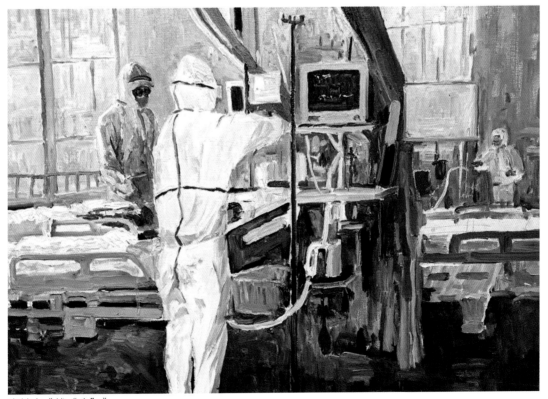

李轶森《战"疫"》
中国油画创作研究院研究员

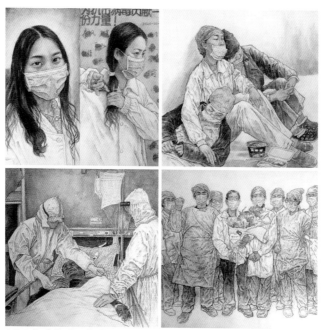

刘昌盛《战"疫"》

中国美协会员，曲阜师范大学美术学院副院长

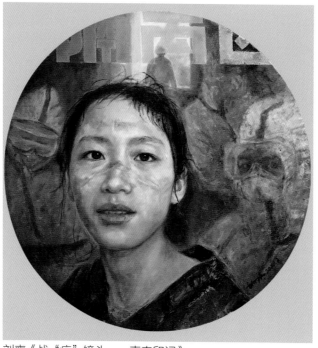

刘爽《战"疫"镜头——青春印记》

山东省美协会员，齐鲁师范学院教师

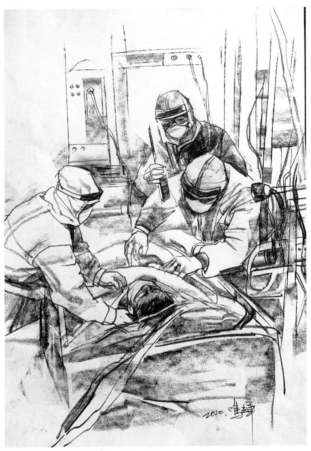

于鸣辉《绝不放弃》
山东画院特聘签约画家，莱州市美术家协会副主席

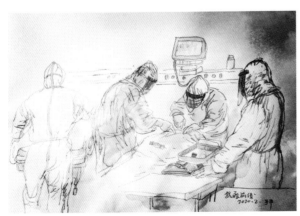

于平《大医丹心》
山东省美协理事，山东工艺美术学院教授

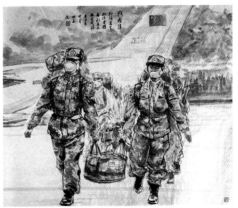

李振华《青春在战"疫"中拼搏》
山东省美协会员，日照市油画协会理事

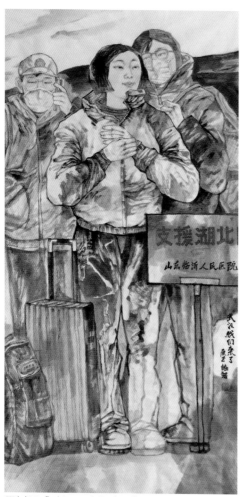

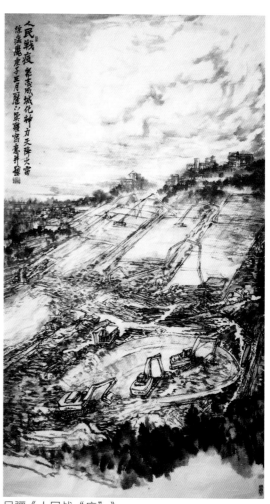

吴树强《武汉,我们来了》
中国美协会员,临沂市美协主席团委员,
沂水县文化馆美术创作员

吴疆《人民战"疫"》
中国美协会员,山东省美协理事,济南市文化馆副研究馆员

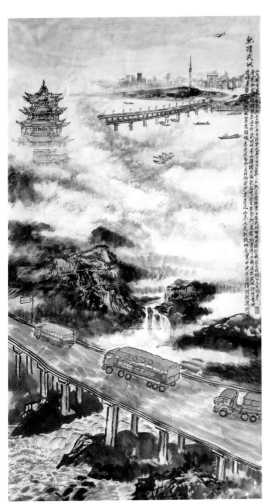

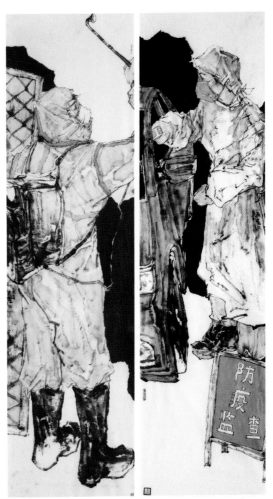

孙雁翔《驰援武汉》
中国美协会员，山东省美协副秘书长兼策划部主任

孙棋《为战斗在抗"疫"一线的医护人员造像》
中国美协会员，山东画院青年画院常务副院长

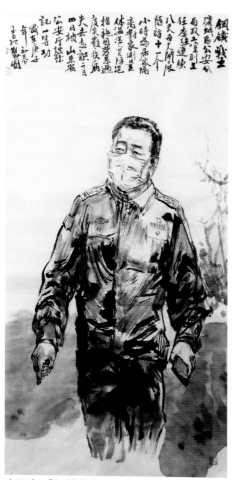

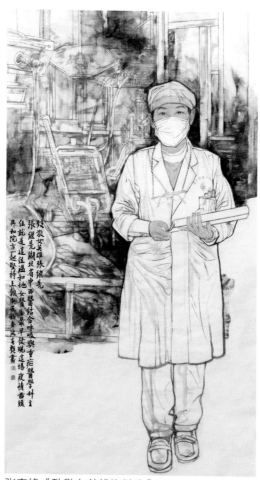

李玉泉《钢铁战士李强》
中国美协会员，山东省美协理事，滨州市美协主席

张春艳《致敬女英雄张继先》
中国美协会员，济南市美协副主席，大成美术馆馆长

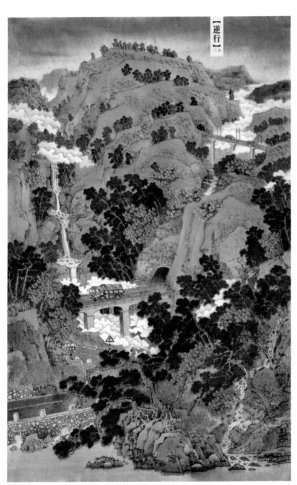

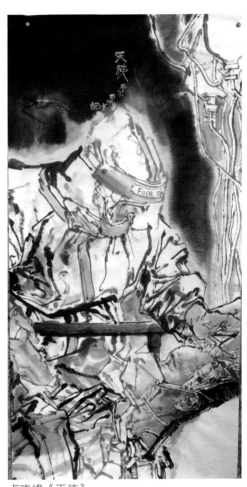

石建伟《逆行》
中国美协会员，枣庄市美协理事

卢晓峰《天使》
中国美协会员，山东艺术学院美术学院副教授

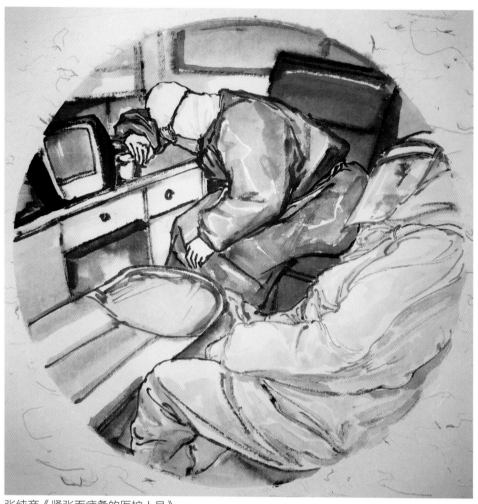

张纯彦《紧张而疲惫的医护人员》

中国美协会员，烟台市美协副主席兼秘书长

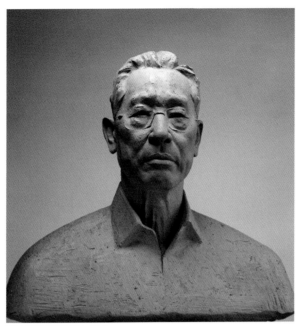

商长虹《钟南山像》
中国美协会员，山东工艺美术学院教授

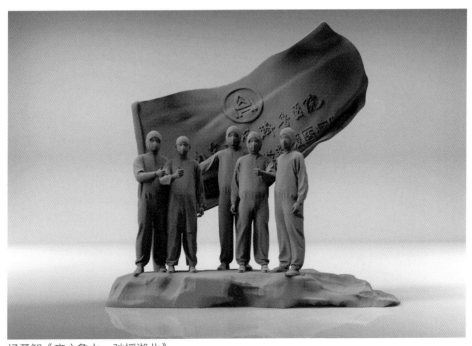

杨勇智《齐心鲁力·驰援湖北》

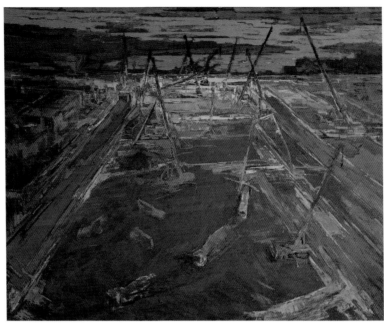

宋晓阳《希望之"火"》

中国美协会员，青岛市美协副秘书长

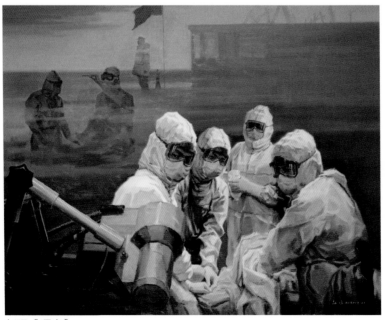

赵旸《曙光》

山东省美协会员，山东艺术学院教师

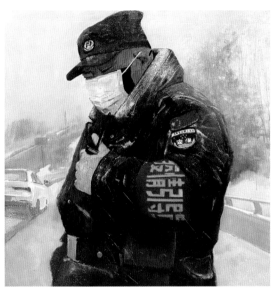

于向志《守护者》
中国美协会员，威海市美协副主席，威海画院副院长

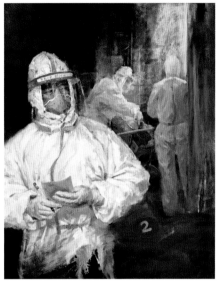

夏文杰《阳光》

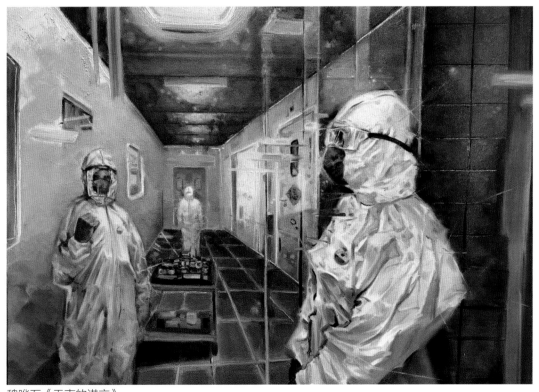

魏晔石《无声的诺言》
山东省青年美协主席团委员，山东省油画学会副秘书长

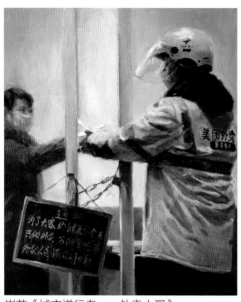

崔艺《城市逆行者——外卖小哥》

山东美术馆公共教育部馆员

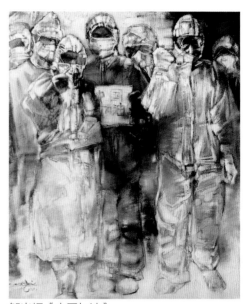

邹光辉《中国加油》

山东省美协会员，中国油画小镇驻地画家

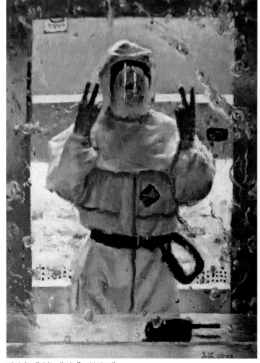

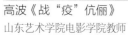

高波《战"疫"伉俪》

山东艺术学院电影学院教师

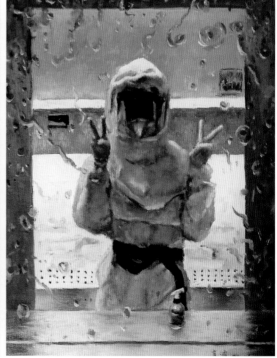

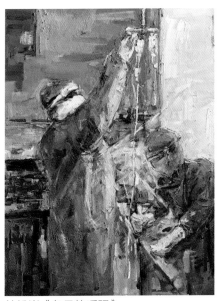

林松岩《冬日的暖阳》
山东师范大学美术学院硕士研究生

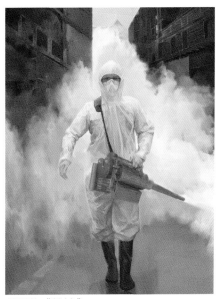

赵双临《护城》
中国美协会员，烟台画院创作部副主任

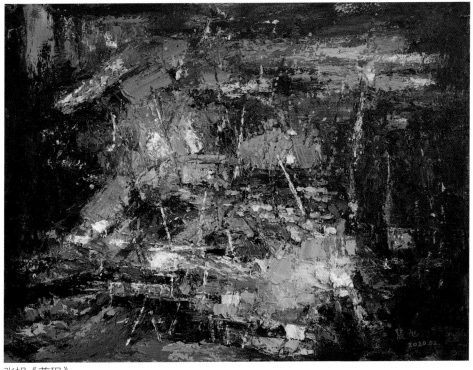

张旭《兼程》

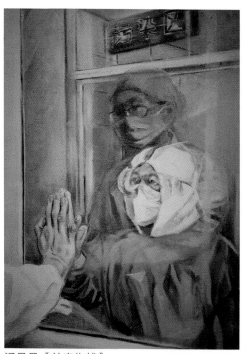

汤丹丹《并肩作战》
山东师范大学美术学院硕士研究生

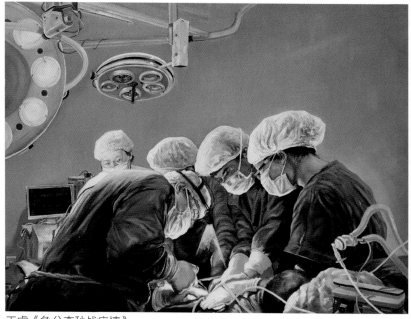

王睿《争分夺秒战疫情》

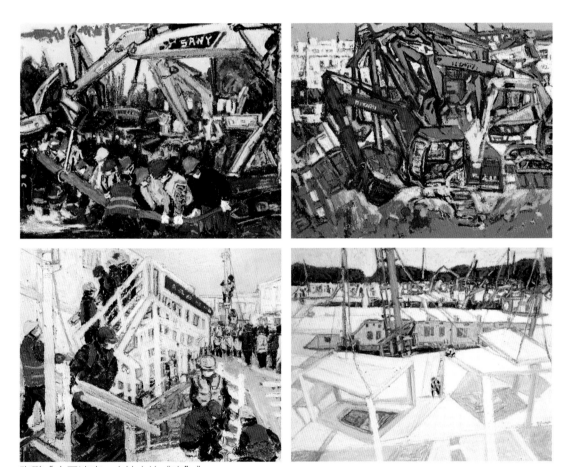

张鹏《中国速度·火神山抗"疫"》
山东省美协会员，山东省油画学会会员

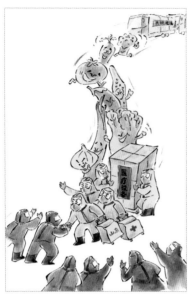

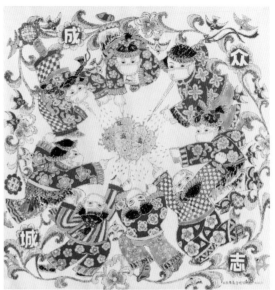

宋晓军《俺们都是山东的！》 李增梅《众志成城 同心战"疫"》

中国美协会员，山东工艺美术学院副教授 中国美协会员，青岛市美术家协会理事

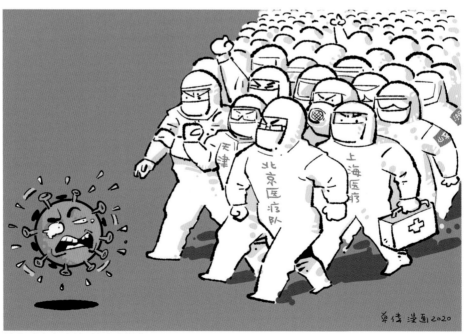

单伟《众志成城 抗击疫情》

山东省漫协副秘书长，职业漫画家

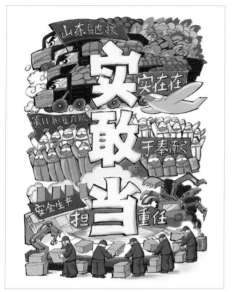

杨濡豪《山东——实敢当》

山东省漫协理事，山东工艺美术学院讲师

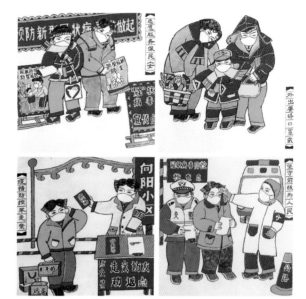

李春《齐心抗"疫"守护家园》

山东省美协会员，临朐县美协理事

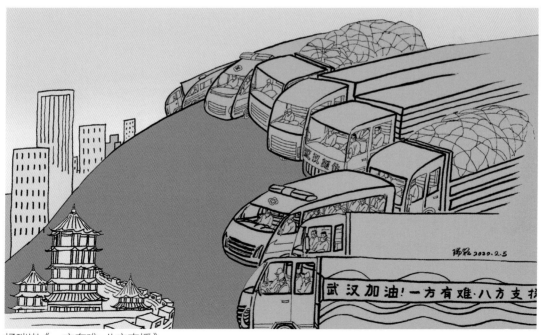

杨瑞崧《一方有难　八方支援》

山东省美协会员，职业画家

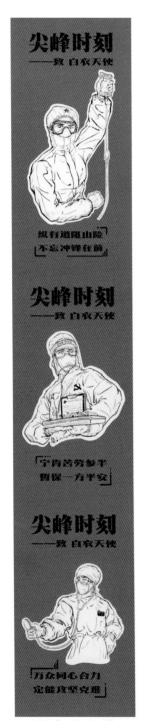

王艺潀《尖峰时刻》
青岛大学美术学院硕士研究生

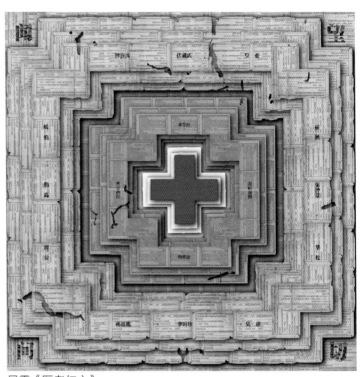

吴震《医者仁心》
济南美术馆（济南画院）收藏部副主任

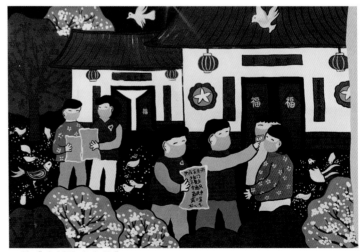

王倩《农村防疫宣传》
青州市农民画协会理事，青州市文化艺术中心农民画创作员

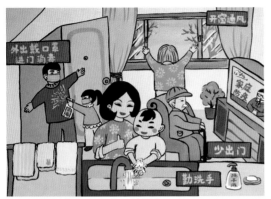

闵江 黎青《家庭防疫不放松》

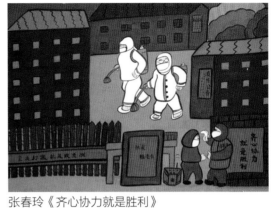

张春玲《齐心协力就是胜利》
青州市农民画协会理事，青州市文化艺术中心农民画创作员

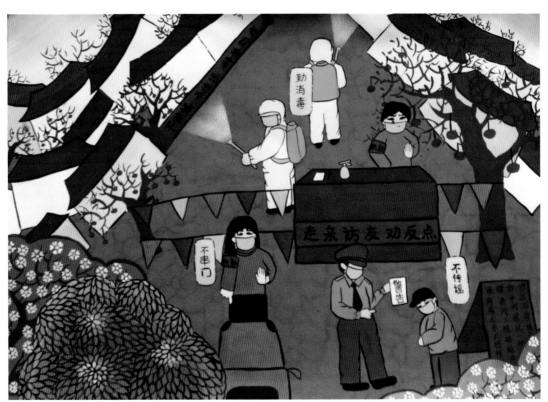

刘彤彤《疫情防控 全民有责》
青州市农民画协会理事

全国战"疫"美术作品网络邀请展
——我不知你是谁，但我知你为了谁

山东参展作品
（以作者年龄为序）

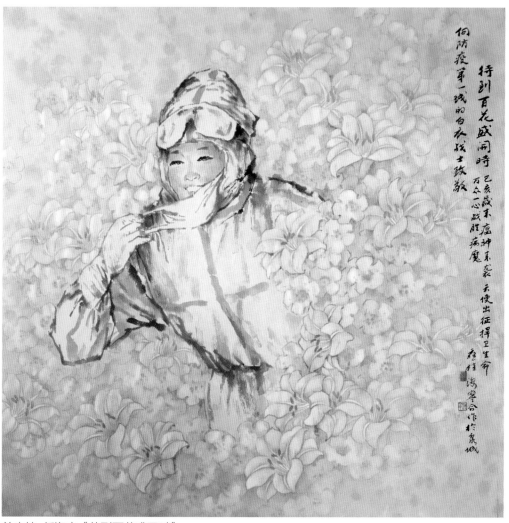

单应桂 任海宁《待到百花盛开时》

单应桂／山东艺术学院教授，山东省文史研究馆馆员，山东女书画家协会终身名誉主席，中国女画家协会顾问，第四届中国美术家协会理事，单应桂艺术基金会名誉理事长

任海宁／山东省女画家协会副主席，中国美协重彩画研究会会员，济南市美术家协会理事

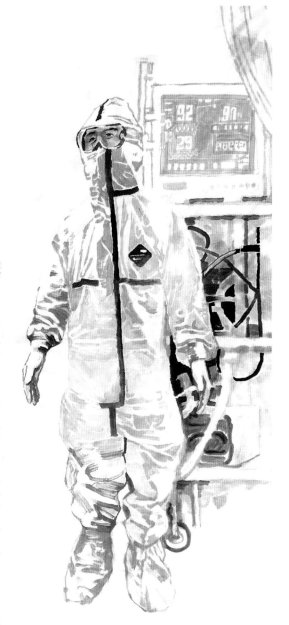

致敬第一线 一城封·万心同·逆行之美·舍身之盟·今之区使者·奔建中·宿餐霜露·风尘披杨·万巾诗一衢·连乡野·国之大事·在祀與戎·斯非兵戈·赤懃於大行·慷慨·寓廛戰·記征程·大國人者·以精誠事世·可鑄金石·鴻蒙碑·九州督·工河清·凤乘儀·天行有常·念青史嵘崍·多難興邦 摘自屡生花庚子年疫论 庚子初吾胜军

刘胜军《致敬第一线》

山东省美协人物画艺委会委员，一级美术师

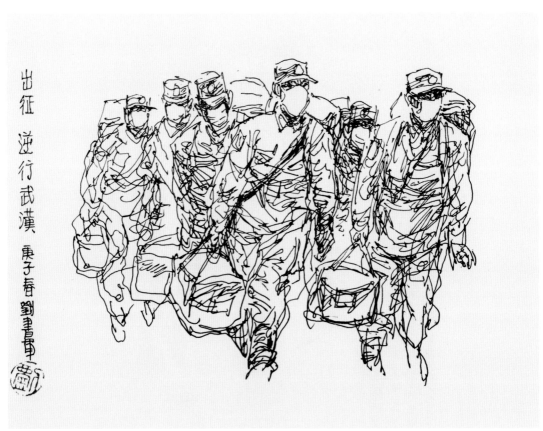

刘书军《出征·逆行武汉》

山东省中国画学会常务副主席，山东省美术家协会顾问，山东画院艺术委员会委员

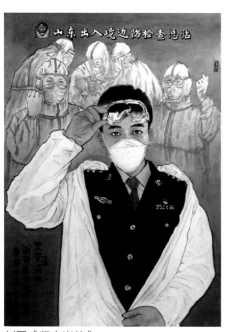

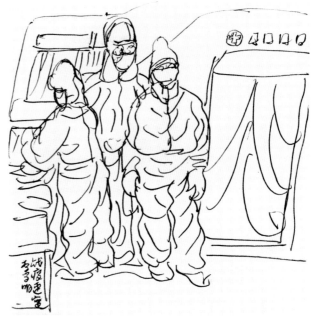

刘爱《坚守岗位》

中国美协会员，山东女书画家协会副主席

李学明《抗"疫"速写》

山东省美术家协会顾问，山东工艺美术学院教授

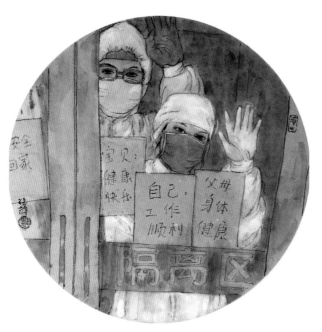

张萍《天使的微笑》
山东师范大学美术学院教授、硕士生导师，中国美术家协会重彩画
研究会副秘书长，中国女画家协会理事，山东女书画家协会副会长

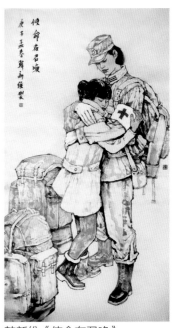

韩新维《使命在召唤》
中国美术家协会会员，山东省中国
画学会理事，原济南军区美术书法
研究院委员

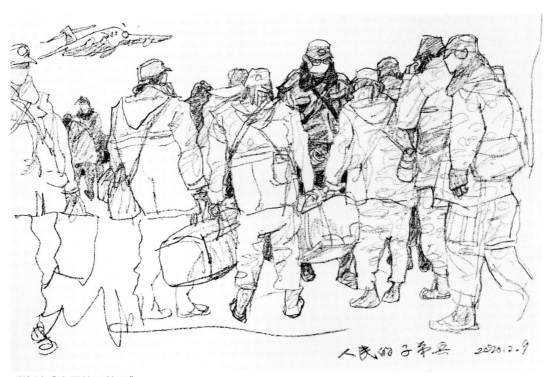

岳海波《人民的子弟兵》
山东艺术学院教授、研究生导师，中国美术家协会综合材料绘画委员会委员，山东美协综合材料绘画艺委会主任

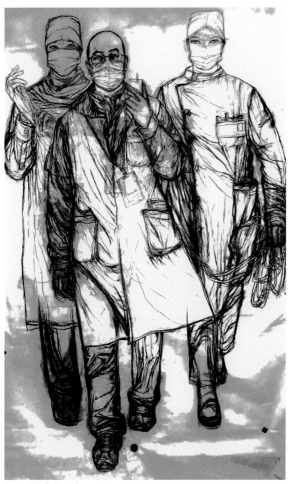

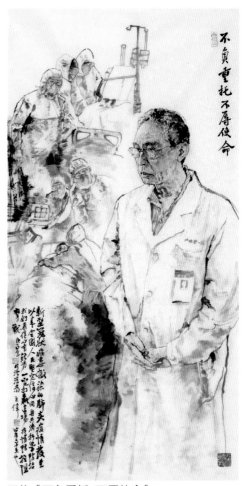

王小晖《责任》
山东艺术学院教授，中国女画家协会副主席，
山东女书画家协会主席

王伟《不负重托 不辱使命》
中国画学会理事，山东省美协人物画艺委会副主任，
青岛市美协名誉主席

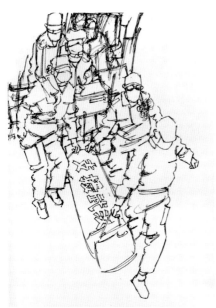

于新生《支援》
山东省美协顾问，山东中国画学会副会长，
山东工艺美术学院教授、硕士生导师

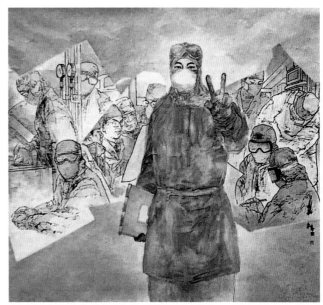

韦辛夷《坚定信念 武汉加油》
山东省美术家协会顾问，山东书画学会副会长

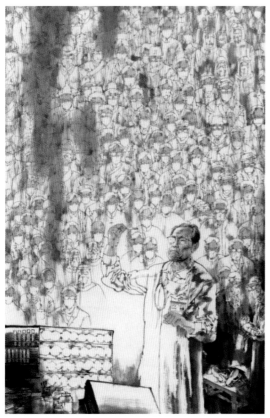

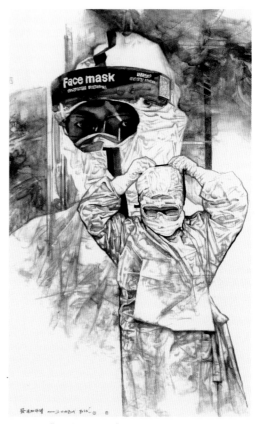

孔维克《那是一座大山——钟南山》
全国政协委员，中国美协理事，民革中央画院院长，山东
省中国画学会会长，山东画院院长

李兆虬《发亮的眼睛》
山东省中国画学会副会长，山东省美术家协会综合材
料绘画艺委会副会长

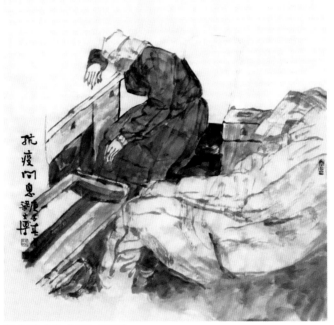

梁文博《抗"疫"间息》

山东省美术家协会人物画艺委会主任，山东艺术学院教授、硕士生导师

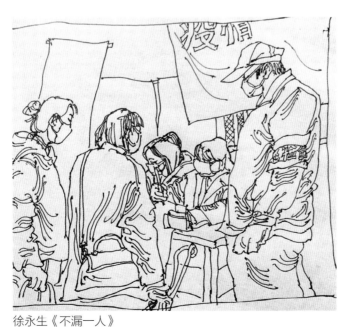

徐永生《不漏一人》

山东省美协副主席，山东省文化馆书画院院长，山东省中国画学会副会长，山东省书画学会副会长

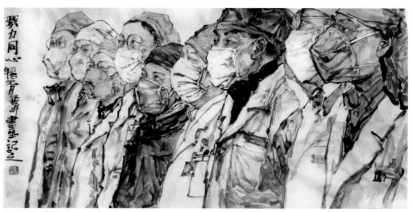

郭英华《勠力同心》

中国人民大学画院特聘教授，清华美院书画高研班导师，山东省美术家协会人物画艺委会常务委员，烟台市美术家协会副主席，烟台职业学院书画研究院执行院长、艺术系教授

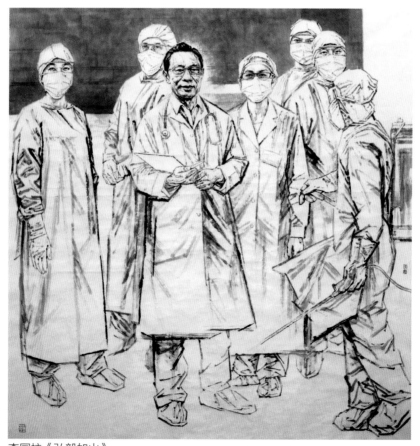

李国柱《弘毅如山》

青岛市美术家协会副主席、人物画艺术委员会主任，青岛画院艺术委员会委员

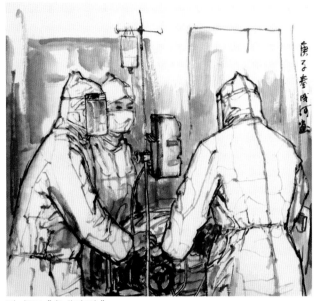

孙成河《争分夺秒》
山东省美术家协会副主席，烟台市文联副主席，
烟台市美术家协会主席，烟台画院院长

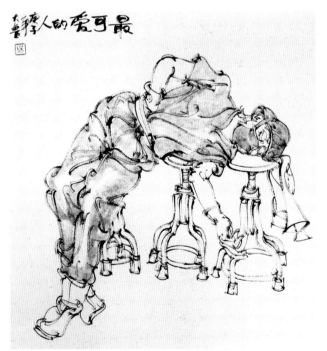

杨大鲁《最可爱的人》
山东美术馆副研究馆员

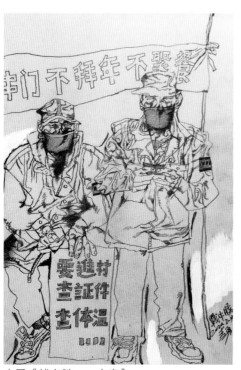

李勇《战必胜——立春》
山东工艺美术学院造型艺术学院院长

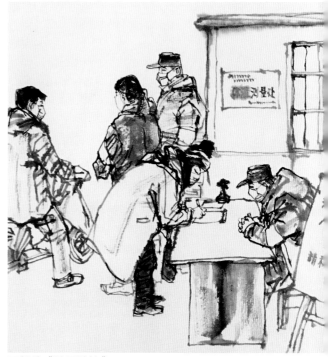

王磐德《社区防控》
山东省美术家协会理事，国家艺术基金专家委员会委员，山东省中国画学会副秘书长，山东省书画学会学术委员，山东画院创作部主任

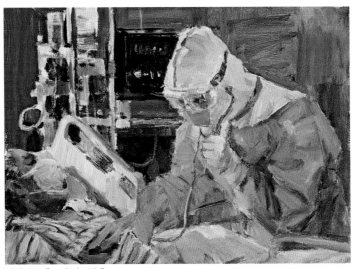

孙永国《一起加油》

山东省美术家协会会员、油画艺术委员会委员、山东省当代油画院院士，
山东省油画学会理事，烟台市美术家协会副秘书长

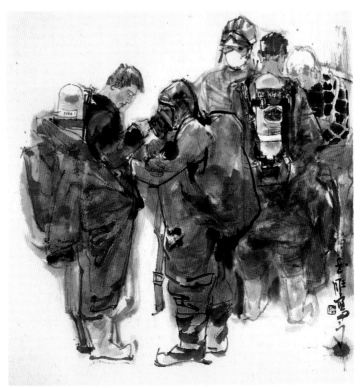

李玉旺《整装待发》

山东画院专职画家，国家一级美术师

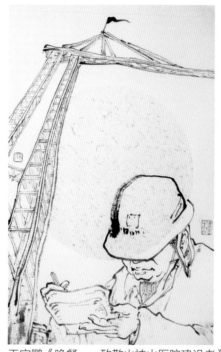

王宇鹏《晚餐——致敬火神山医院建设者》

山东省文艺创作研究院院长

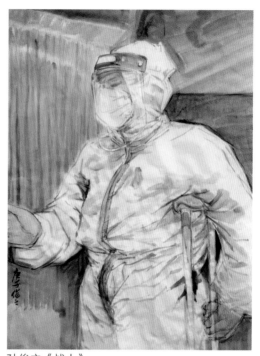

孙俊之《战士》

国家二级美术师，山东艺术学院、山东工艺美院特聘教师

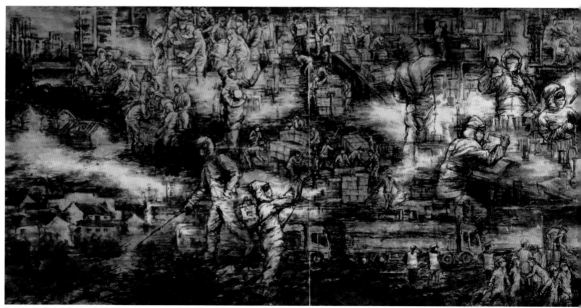

汪瀛《众志成城·决胜疫情》

鲁东大学艺术学院教授、硕士生导师，山东省美术家协会水彩画艺委会委员，烟台市美术家协会副主席

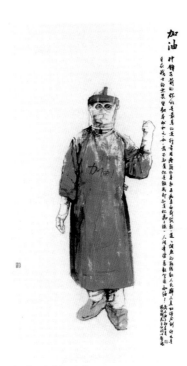

杨晓刚《加油》
山东省美协副主席，山东青年美协主席，
山东画院研究部主任

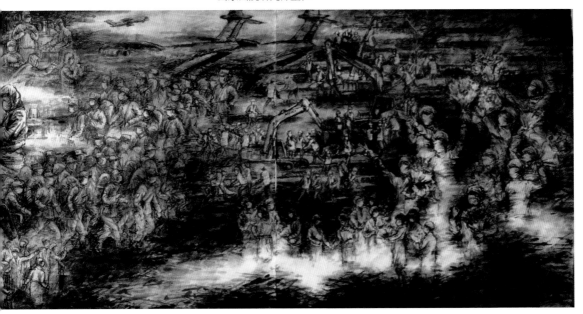

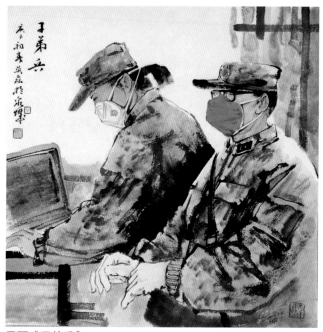

吴磊《子弟兵》

山东师范大学美术学院教授、博士生导师，山东省美协主席团委员

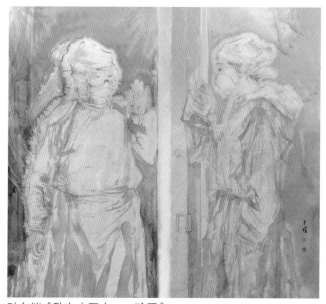

孙夕恺《致白衣卫士——珍重》

山东师范大学美术学院副院长、硕士生导师，中国美术家协会蒋兆和
艺术研究会会员，文化部青年联合会美术工作委员会委员，山东美协
当代水墨艺委会副主任兼秘书长

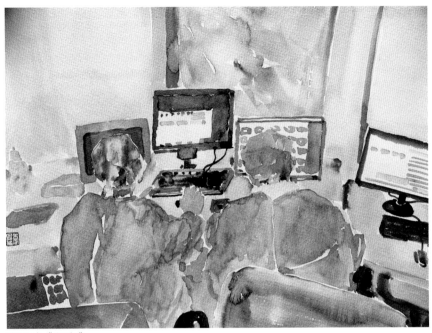

李恩成《坚守》
山东省青年美术家协会副主席，济南市美术馆（济南画院）创作研究部副主任

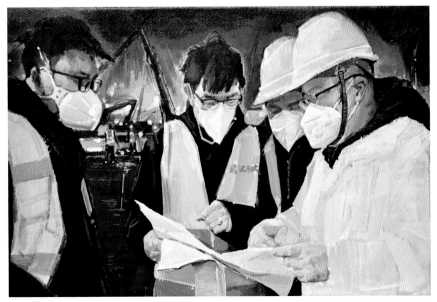

赵双临《夜不眠》
国家二级美术师，烟台画院创作部副主任

抗"疫"英雄谱

　　疫情就是命令，防控就是责任。在全力防控疫情之时，我省一批来自不同地市、不同行业、不同年龄的最美逆行者冲锋在抗"疫"一线，其中于正洲、崔嵬、李弦、霍文明、张庆华、孙士贞、李皓、孙玉刚、袁兆红在各自岗位上以生命践行使命，永远地将生命定格在了疫情防控路上。为了弘扬大爱精神，纪念和缅怀英雄，全省美术工作者化悲痛为力量，以手中画笔讴歌九位抗"疫"英雄的先进事迹，在艺术创作的主阵地、主战场描绘和记录我们这个时代的精神图谱。

于正洲

48岁，齐鲁交通发展集团淄博分公司收费管理部部长。我省高速公路收费站口疫情防控工作开展以来，于正洲同志连续坚守岗位6个昼夜，1月30日上午在现场执行疫情防控任务时突感身体不适，经抢救无效去世。

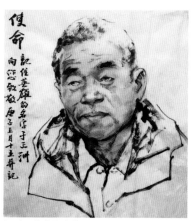
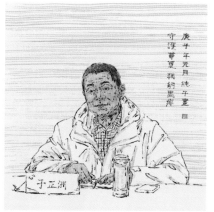
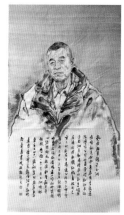

杨晓刚《使命》
中国美协会员，山东省美协副主席，
山东画院研究部主任

刘莼茈《守护华夏》
青岛大学美术学院研究生

赵峰《于正洲》

崔嵬

49 岁，临沂市公安局民警。1 月 16 日上午，崔嵬同志因连续工作、过度劳累，突发心肌梗死病倒在工作岗位上，经抢救无效去世。

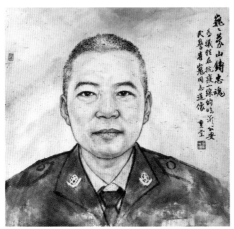

李军《巍巍蒙山铸忠魂》
中国美协会员，济南市章丘区美协主席

霍文明

50 岁，滨州市高新区青田街道办事处黄河社区党总支书记。在严峻的疫情防控工作面前，霍文明同志连续加班加点，盯靠在疫情防控一线，因积劳成疾于 2 月 1 日以身殉职。

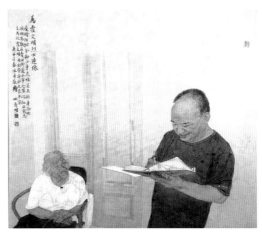

姚秀明《为霍文明烈士造像》

李弦

37 岁，泰安市公安局泰山分局网络安全保卫大队侦查中队指导员。在新冠肺炎疫情防控期间，李弦同志在连续工作 3 天后，于 1 月 21 日突发脑出血倒在了疫情防控工作岗位上，经全力抢救无效，不幸牺牲。

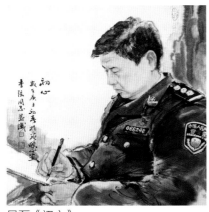

吴磊《初心》
山东省美协主席团委员，山东师范大学美术学院教授、博士生导师

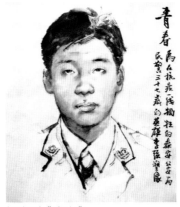

杨晓刚《青春》

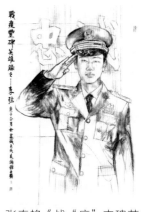

张春艳《战"疫"丰碑英雄录之李弦》
济南市美协副主席兼秘书长，大成美术馆馆长

孙士贞

59 岁，临沂市费县薛庄镇城阳村党支部书记。2 月 1 日早上，孙士贞在疫情防控一线连续奋战六昼夜后，因过度劳累突发疾病，倒在了岗位上。

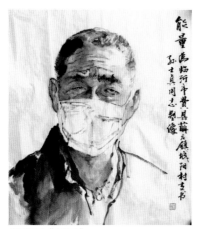

杨晓刚《能量》

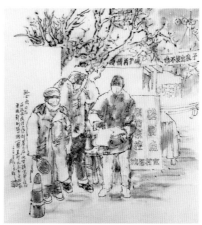

周群《孙士贞》

李皓

50 岁，菏泽市东明县沙窝镇正科级主任科员。为防控新型冠状病毒感染的肺炎疫情，从 1 月 22 日到 1 月 30 日，李皓一直战斗在疫情防控一线，与村干部摸排武汉及周边返乡人员情况、宣传疫情防控政策及相关知识、稳控武汉及周边地区返乡人员。1 月 31 日凌晨，李皓因脑干出血，不幸去世。

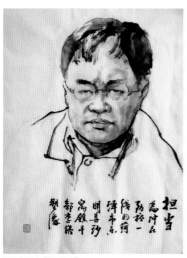

杨晓刚《担当》

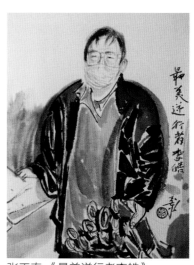

张玉泰《最美逆行者李皓》

张庆华

45岁，滨州市沾化区应急管理局党组副书记、二级主任科员。2月7日，张庆华在赴江苏泰州等地采购防疫物资返回途中发生交通事故，经抢救无效，不幸因公牺牲。

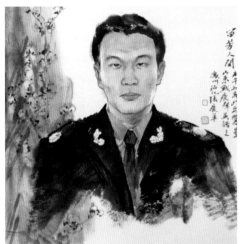

吴磊《山东抗"疫"英雄张庆华》

袁兆红

52岁，七兵堂国际安保集团保安队员。在抗"疫"一线连续工作23天后，2月15日，他在工作岗位上突发脑出血，随后被送往千佛山医院抢救。经过50多个小时抢救，2月18日下午，袁兆红同志因抢救无效，将生命定格在疫情防控路上。

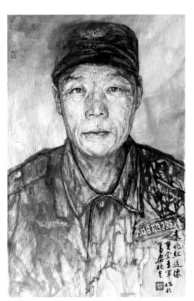

李军《为英雄袁兆红造像》

孙玉刚

62岁，临沂市河东区汤头街道孙家堰村村委委员。在抗击新冠肺炎疫情期间，孙玉刚和村两委成员一起舍小家、顾大家，全身心投入返乡人员排查、村内道路清洁消毒以及交通卡口值班等防疫一线工作。2月11日，做完阑尾炎手术的孙玉刚突发肺栓塞，经医院全力抢救无效，不幸牺牲。

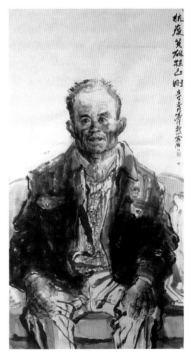

卢晓峰《抗疫英雄孙玉刚》
中国美协会员，
山东艺术学院美术学院副教授

书法家在行动

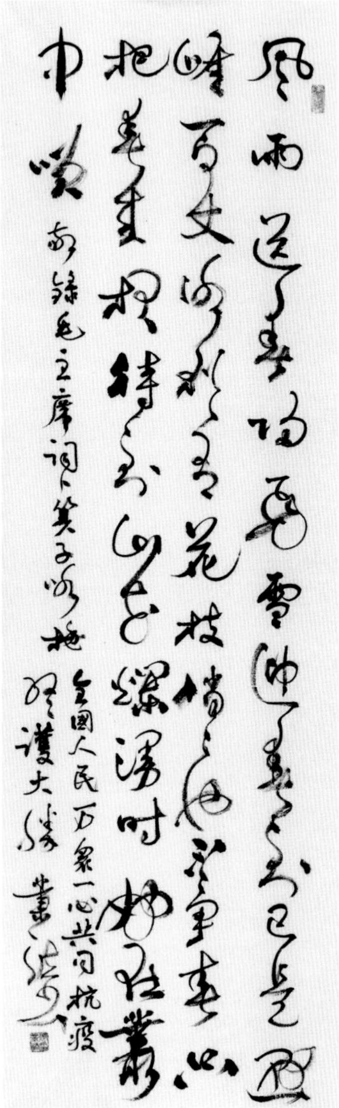

草书　毛泽东词一首

张业法

中国书协顾问，山东省书协名誉主席

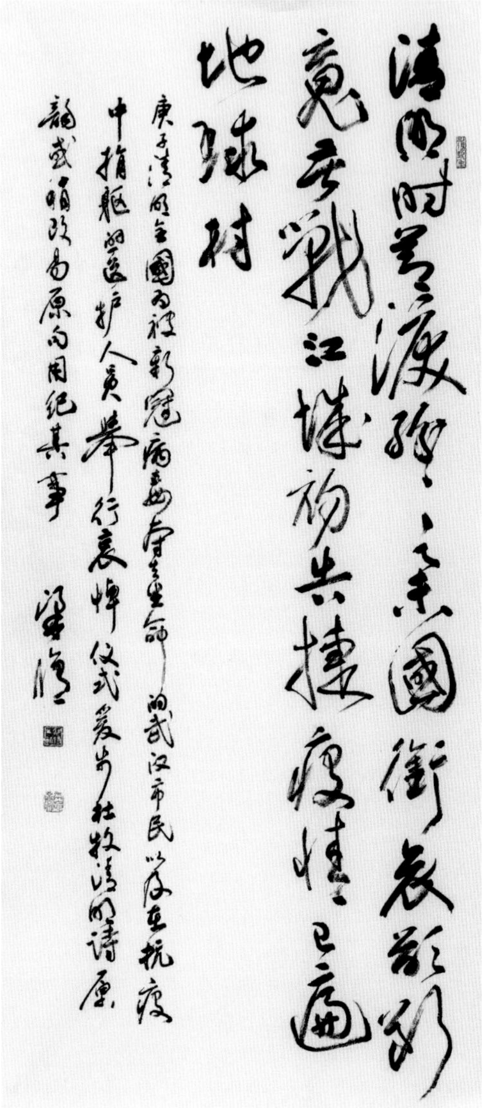

行书　自作诗

梁修

中国书协会员，山东省书协名誉主席

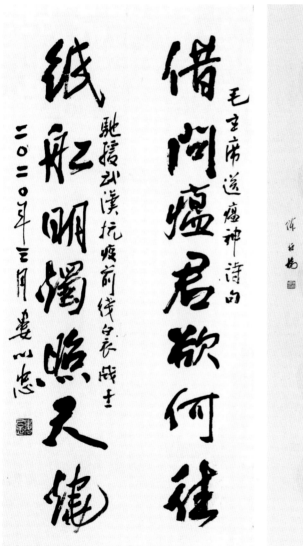

行书　毛泽东《送瘟神》诗句

娄以忠

中国书协会员，山东省书协顾问

行书　听党为民联

陈梗桥

中国书协会员，山东省书协顾问

行书 自作诗《抗"疫"》

张百行

中国书协会员，山东省书协顾问

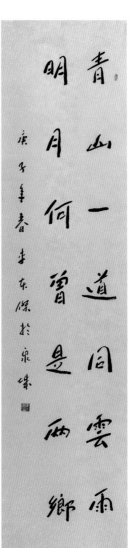

行书 青山明月联

车本杰

中国书协会员，

山东省书协顾问

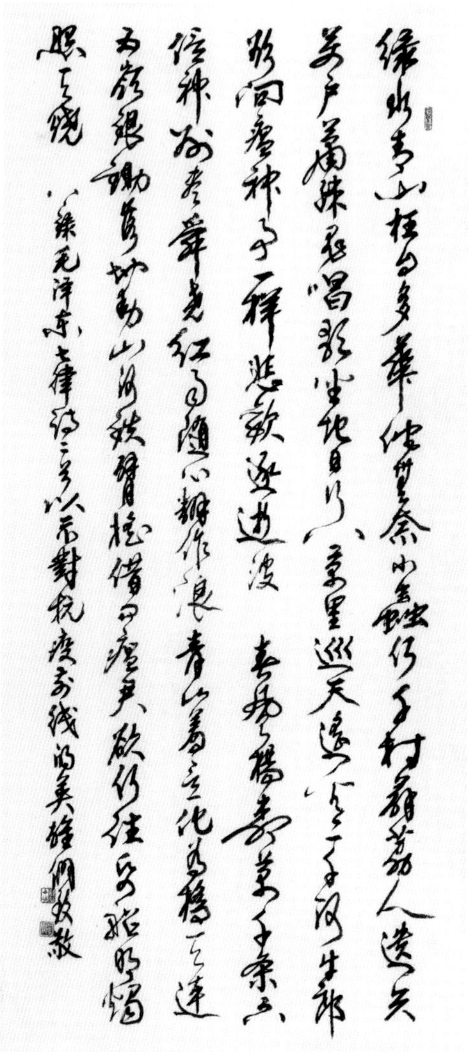

行书　毛泽东诗两首

陈锡山

中国书协会员，山东省书协顾问

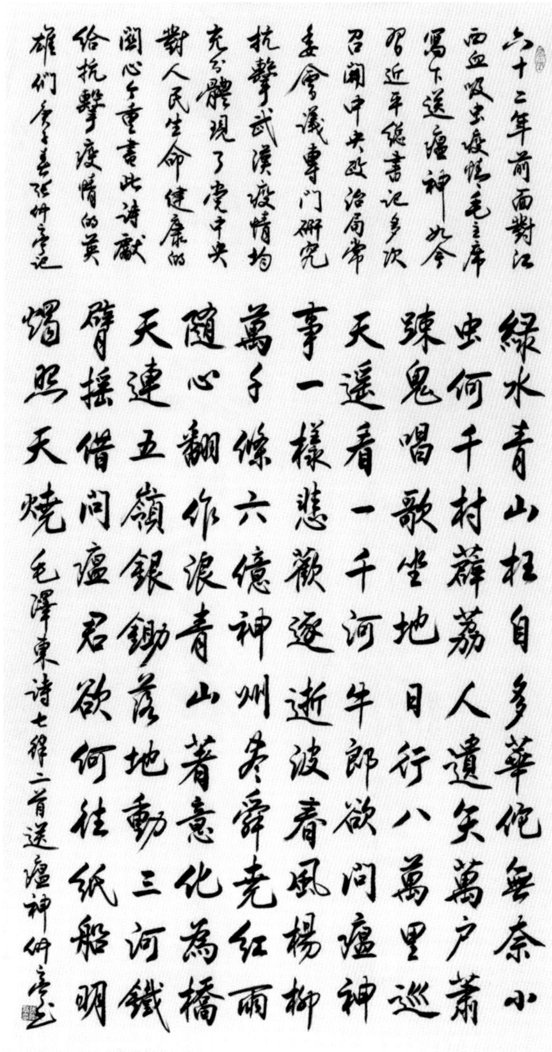

行书　毛泽东诗两首

张仲亭

中国书协会员，山东省书协顾问

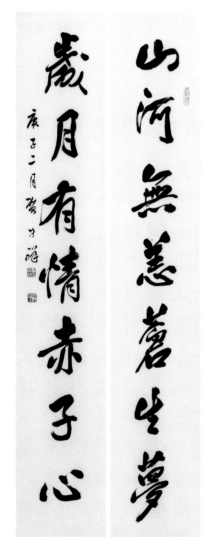

行书 山河岁月联

贺中祥

中国书协理事，山东省书协顾问

草书 自作词一首

段玉鹏

中国书协会员，山东省书协顾问

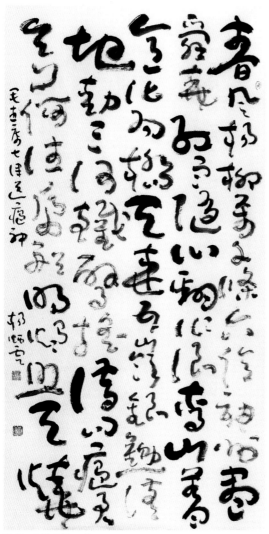

草书 毛泽东诗一首

杨炳云

中国书协会员，山东省书协顾问

行书 唐诗一首

张家纬

中国书协会员，山东省书协顾问

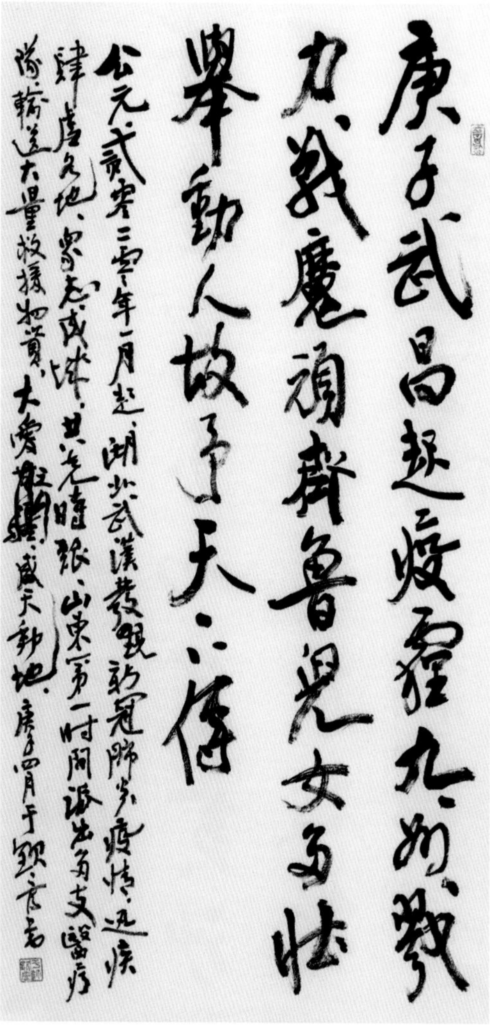

行书 自作诗一首

于钦彦

中国书协理事，山东省书协顾问

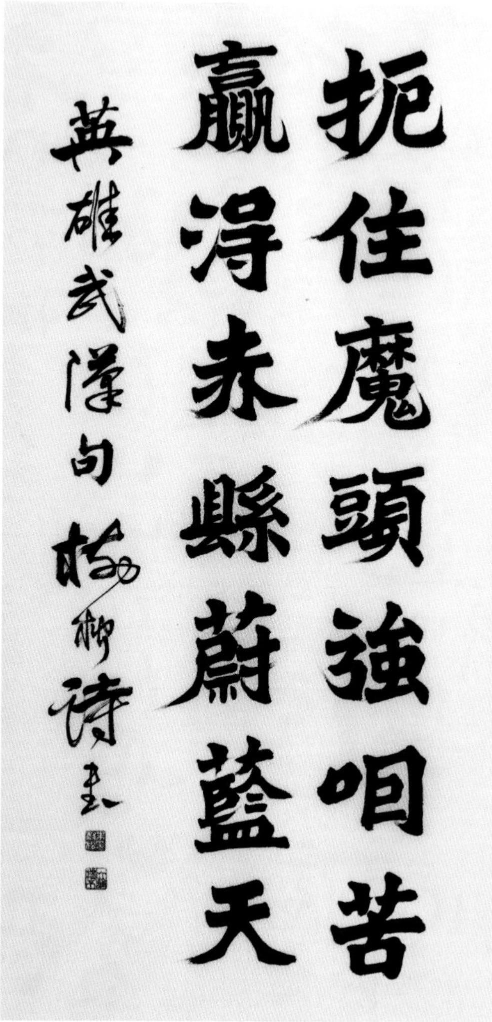

楷书 扼住赢得联

朱树松

中国书协会员，山东省书协顾问

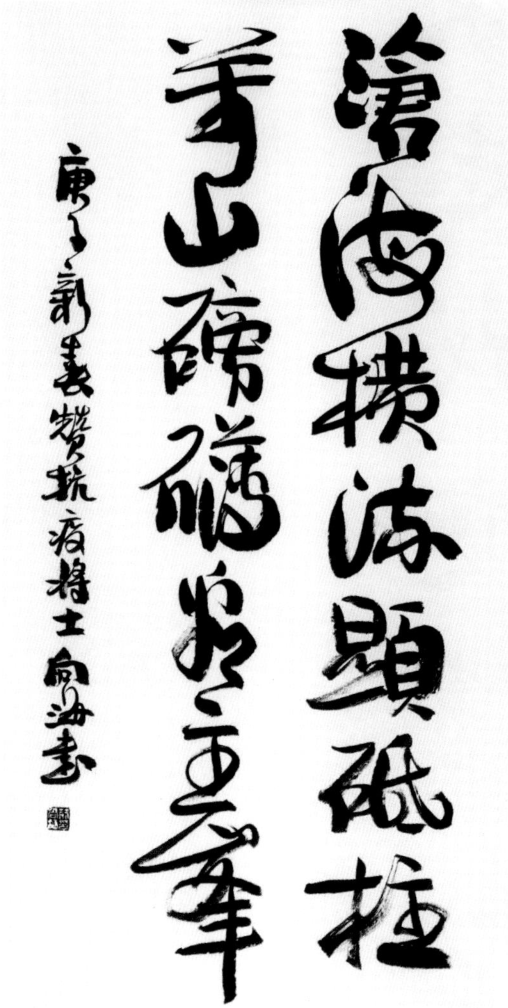

行书 沧海万山联

荆向海

中国书协会员，山东省书协顾问

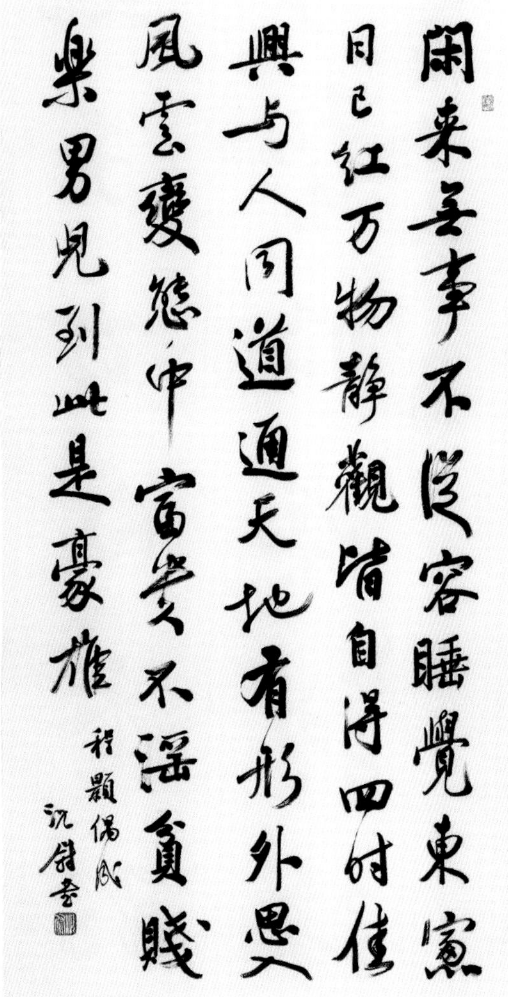

行书 程颢诗一首

况尉

中国书协会员，山东省书协顾问

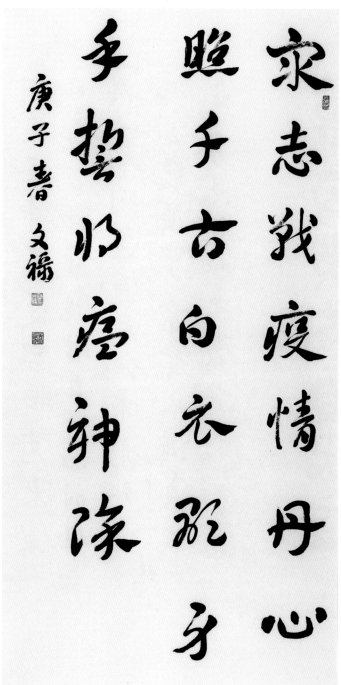

草书　自作诗一首

闫文禄

中国书协会员，山东省书协顾问

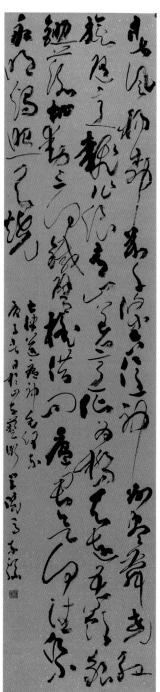

草书　毛泽东七律《送瘟神》

马东骅

中国书协会员，山东省书协顾问

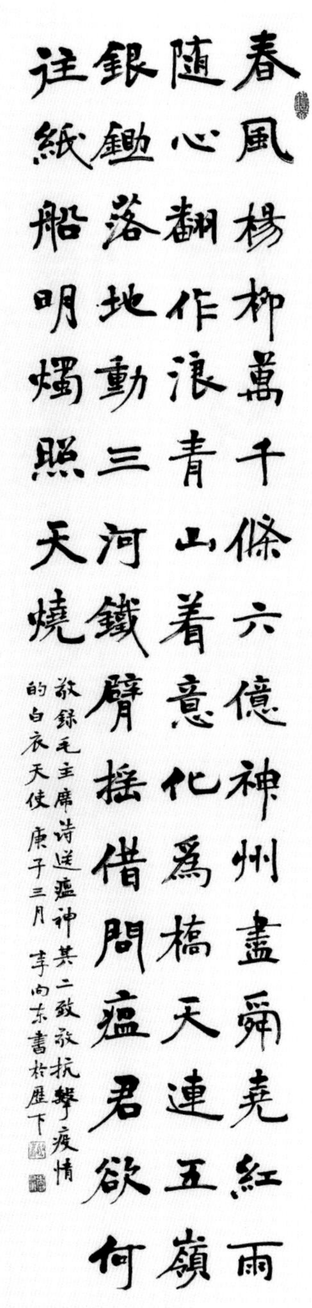

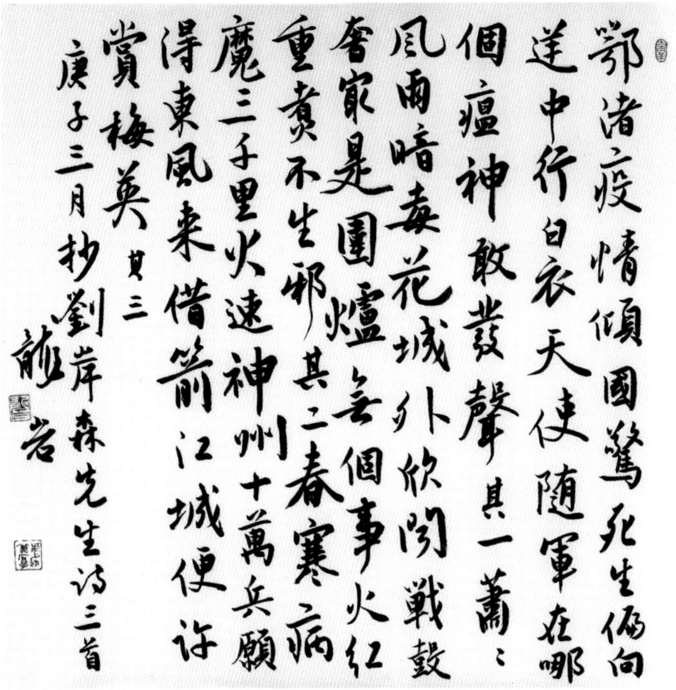

行书　刘岸森诗三首

龙岩

中国书协书法行业建设委员会委员，山东省书协顾问，临沂市书协主席

隶书　毛泽东诗一首

李向东

中国书协会员，

山东省书协顾问

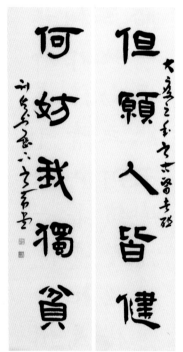

行书 但愿何妨联

郑训佐

中国书协理事，山东省书协顾问

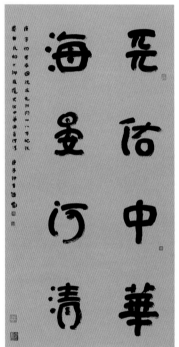

楷书 天佑海晏联

赵长刚

中国书协理事，山东省书协顾问，
淄博市书协主席

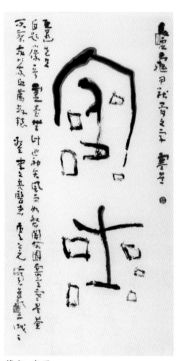

篆书 寒星

蒯宪

中国书协理事，山东省书协顾问

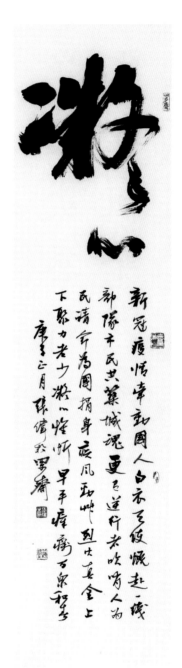

草书　曲波词一首

单国防

中国书协会员，山东省书协顾问

草书　凝心

张伟

中国书协会员，山东省书协顾问

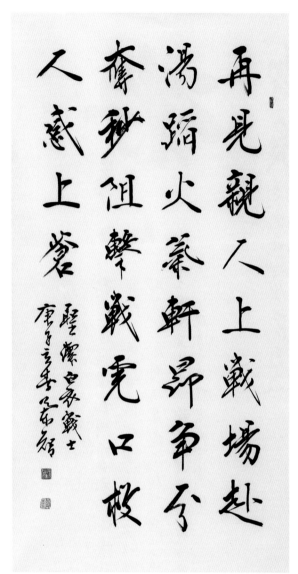

行书 自作诗一首

宁兰智

中国书协会员，山东省书协顾问，烟台市书协主席

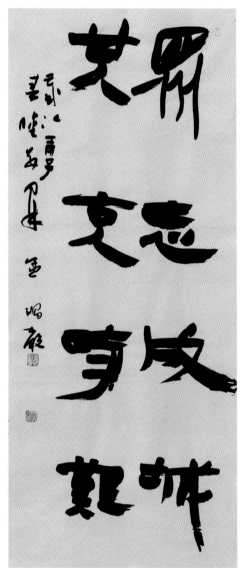

隶书 众志成城 共克时艰

孟鸿声

中国书协理事，山东省书协常务副主席兼秘书长

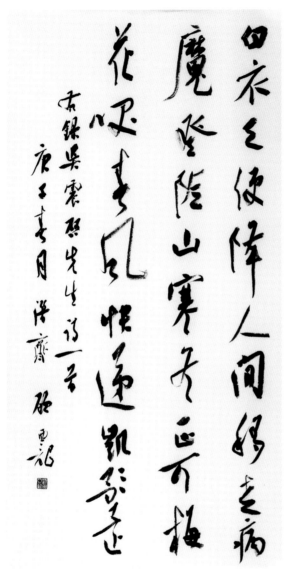

行书 吴震启先生诗一首

顾亚龙

中国书协副主席，山东省书协主席

行书 金刚不坏 百毒不侵

于明诠

中国书协行书委员会委员，
山东省书协副主席

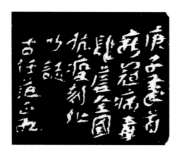 

篆刻 赢回安康

范正红

中国书协篆刻委员会委员，山东省书协副主席

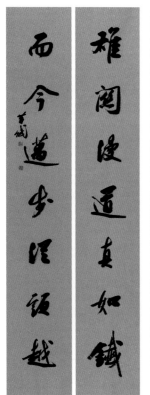 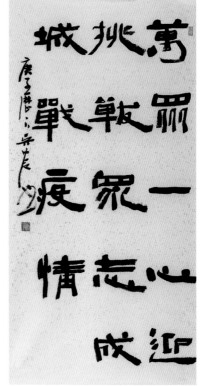

行书 节录毛泽东诗句

黄斌

中国书协会员，
山东省书协副主席

行书 毛泽东诗一首

徐华志

中国书协会员，山东省书协副主席

隶书 万众一心迎挑战 众志成城战疫情

吴苓

中国书协会员，山东省书协副主席

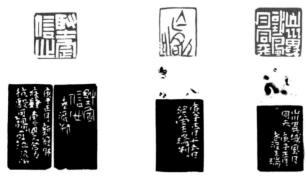

篆刻组印 坚定信心、无咎、山川异域 风月同天
王瑞
中国书协书法行业建设委员会委员，山东省书协驻会副主席

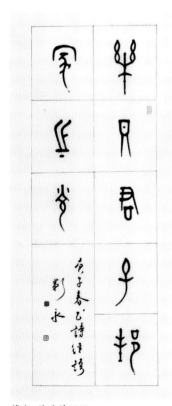

篆书 节录诗经语
靳永
中国书协书法教育委员会委员，
山东省书协副主席

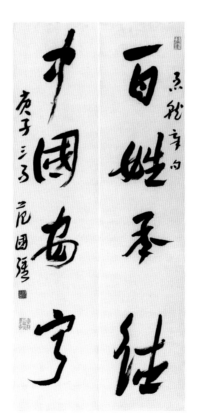

草书 百姓承德 中国安宁
范国强
中国书协国际交流委员会委员，
山东省书协副主席，青岛市书协主席

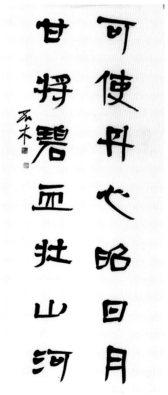

隶书 可使甘将联
亓汉友
中国书协会员，山东省书协副主席

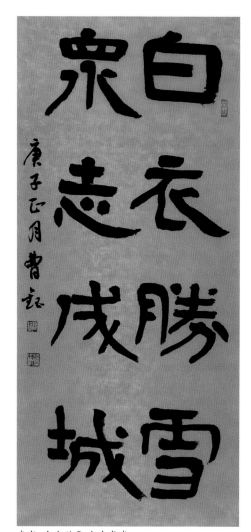

草书 毛泽东诗一首

纪君

中国书协会员，

山东省书协副主席，

潍坊市书协主席

隶书 白衣胜雪 众志成城

曹钰

中国书协会员，山东省书协副主席，

菏泽市书协主席

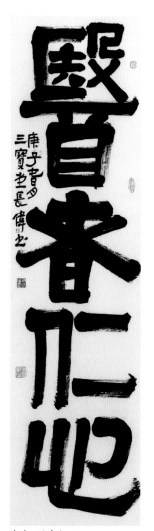

隶书 医者仁心

谢长伟

中国书协会员，

山东省书协副主席，

济宁市书协主席

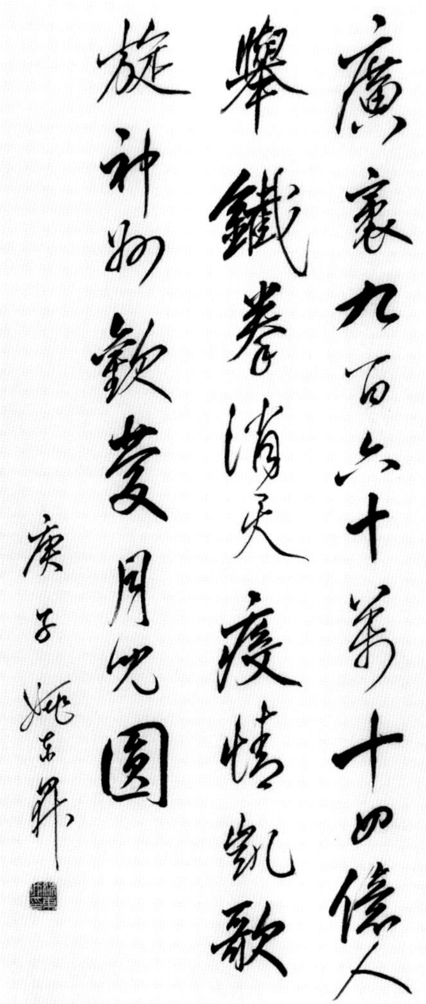

旋神物欢声用见圆
举铁拳消灭疫情凯歌
广袤九百六十四亿人

庚子 姚东升

草书 自作诗一首
姚东升
中国书协会员，山东省书协副主席

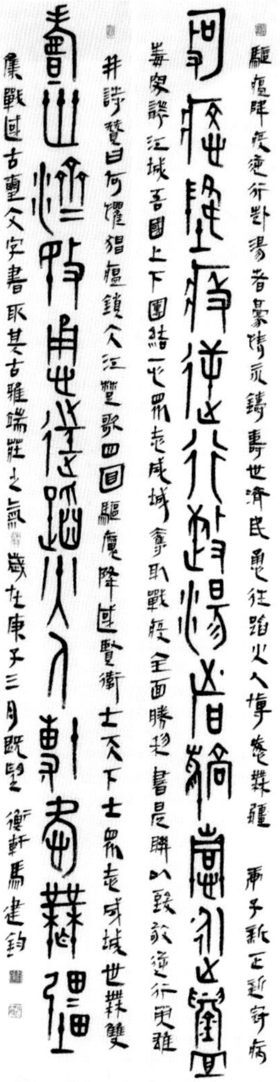

篆书
马建钧
中国书协会员，
山东省书协主席团委员，
枣庄市书协主席

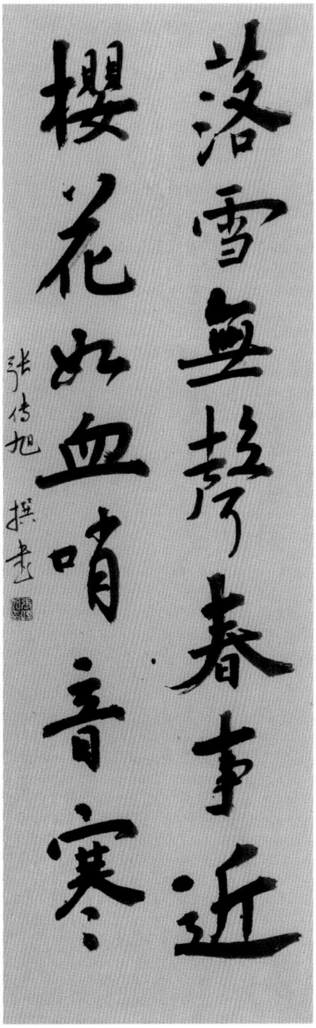

落雪无声春事近
樱花如血啼音寒

行书 落雪樱花联
张传旭
中国书协会员，
山东省书协主席团委员

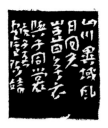 

篆刻 岂曰无衣,与子同裳
陈靖
中国书协篆刻委员会委员,
山东省书协副主席

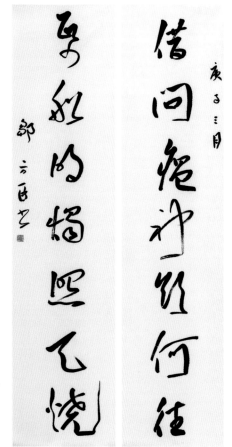

行书 节录毛泽东《送瘟神》诗句
邹方臣
中国书协会员,山东省书协主席团委员

楷书 施妙献丹联
于剑波
中国书协会员,
山东省书协主席团委员

行书 林则徐句
方建光
中国书协行书委员会委员,
山东省书协主席团委员

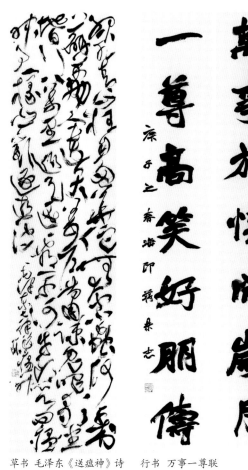

草书 毛泽东《送瘟神》诗

嵇小军

中国书协草书委员会委员，
山东省书协主席团委员

行书 万事一尊联

蒋乐志

中国书协行书委员会委员，
山东省书协主席团委员

篆书 抗"疫"诗一首

倪和军

中国书协篆书委员会委员，山东省书协主席团委员

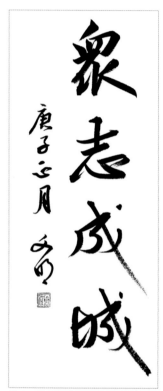

楷书 众志成城

吕文明

中国书协会员，

山东省书协主席团委员

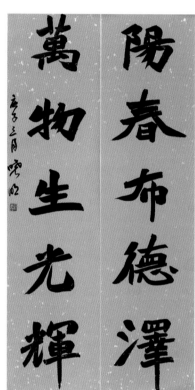

楷书 阳春万物联

郝晓明

中国书协会员，山东省书协副秘书长

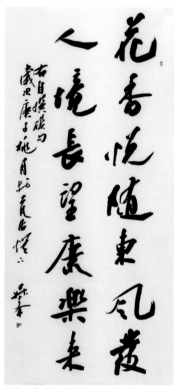

行书 花香人境联

王升峰

中国书协会员，山东省书协副秘书长

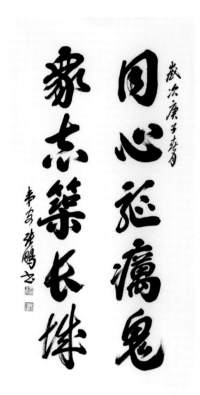

行书　同心众志联

张鹏

中国书协会员，山东省书协副秘书长

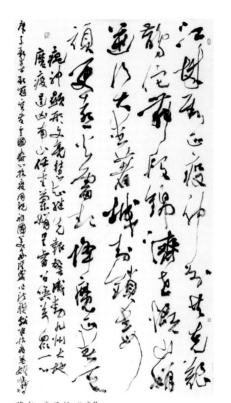

草书　庚子抗"疫"

王步强

中国书协会员，山东省书协副秘书长

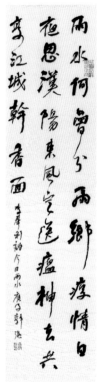

行书　李奉利诗

郭强

中国书协会员，

山东省书协副秘书长

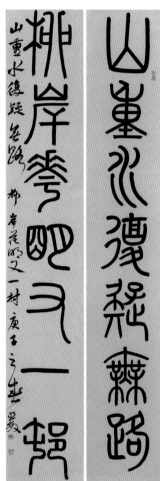

篆书 节录《游山西村》
孙希民
中国书协会员，
山东省书协副秘书长

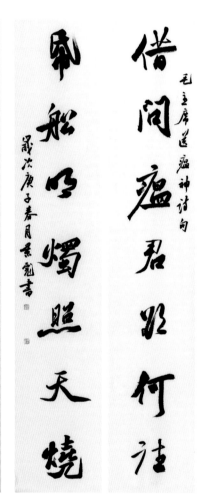

行书 毛泽东《送瘟神》诗句对联
景彪
中国书协会员，山东省书协副秘书长

行书 节录习总书记重要讲话
张荣磊
中国书协会员，
山东省书协副秘书长

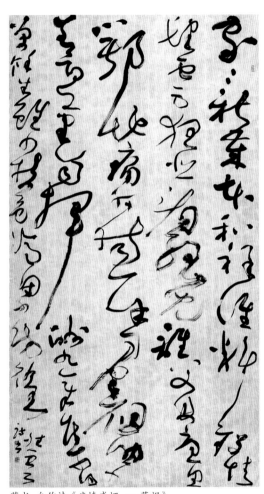

草书　自作诗《疫情感怀——募捐》

项继云

中国书协会员，山东省书协理事，东营市书协主席

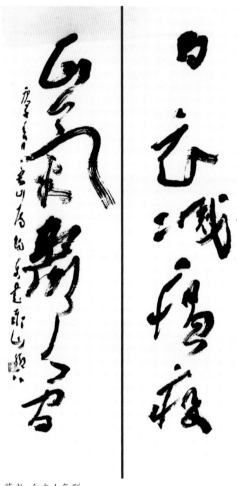

草书　白衣山气联

仇东

中国书协会员，山东省书协理事，泰安市书协主席

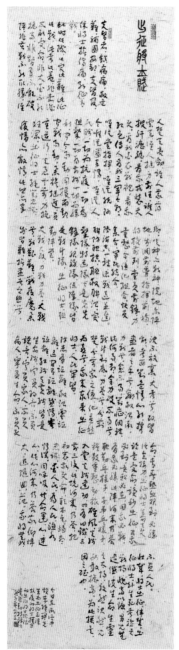

草书 李维开《出征将士赋》

安立

中国书协会员，山东省书协理事，
威海市书协主席

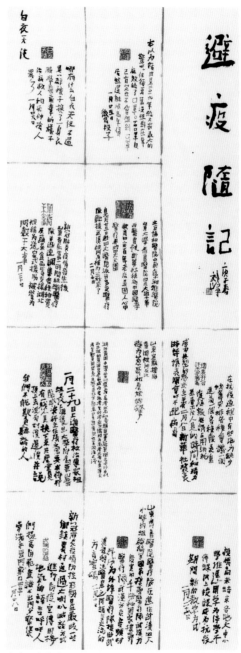

行书 避疫随记

刘峥

中国书协会员，山东省书协理事，德州市书协主席

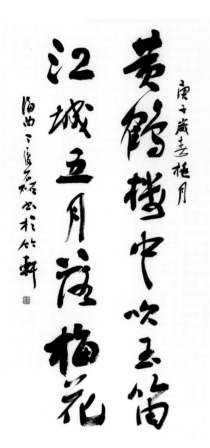

行书 节录《黄鹤楼闻笛》

丁履磊

山东省书协理事，日照市书协主席

行书 郭军七律诗一首

刘延福

中国书协会员，山东省书协理事，
聊城市书协名誉主席

草书 抗"疫"诗一首

杨雯

中国书协会员，
山东省书协理事

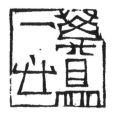

篆刻 万众一心

贾长庆

中国书协会员，山东省书协理事

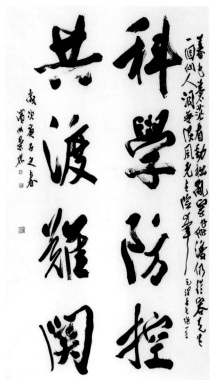

行书 科学防控 共渡难关

高景林

中国书协会员，滨州市书协主席

行书 博爱积健联

王沂春

山东省书协会员，莱钢书协主席

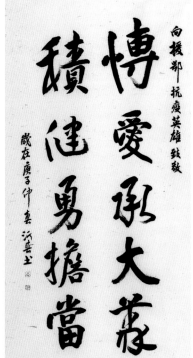

隶书 条幅

张君

中国书协会员，

山东省书协理事

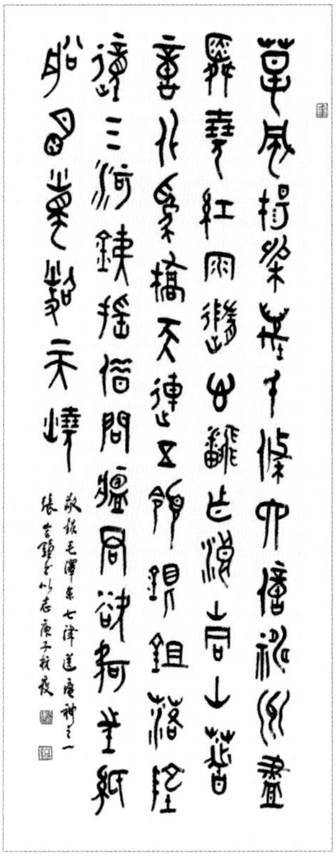

篆书 毛泽东《送瘟神》诗一首
张宏钟
中国书协会员，山东省书协理事

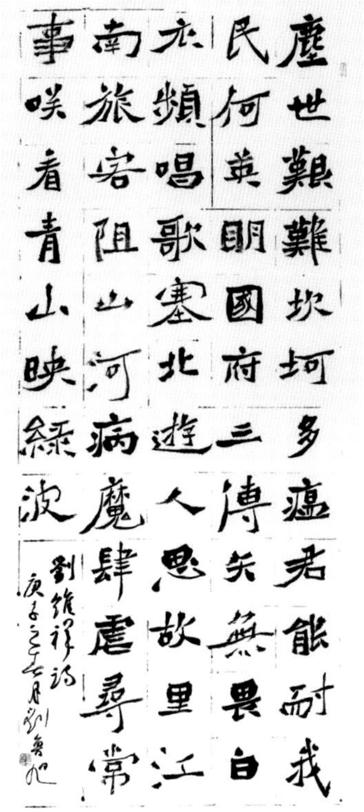

楷书 毛泽东《送瘟神》诗一首
刘鲁旭
中国书协会员，山东省书协理事

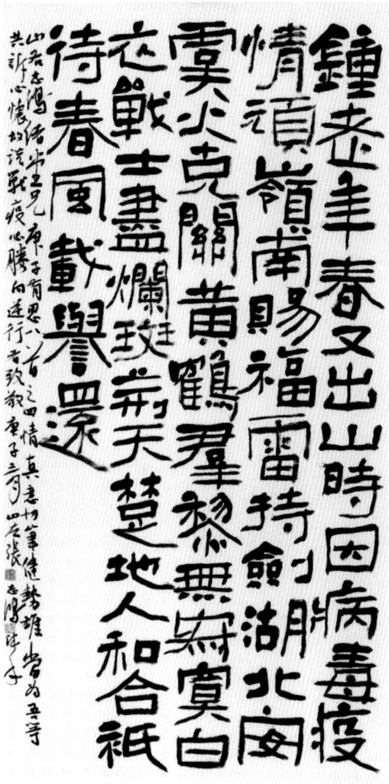

隶书 《庚子有思》八首之一
张志鸿
中国书协会员，山东省书协理事

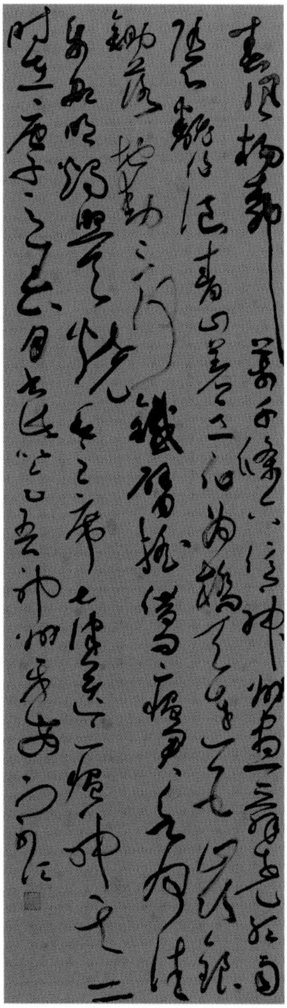

草书 毛泽东《送瘟神》诗一首

胡宗江

中国书协会员，山东省书协理事

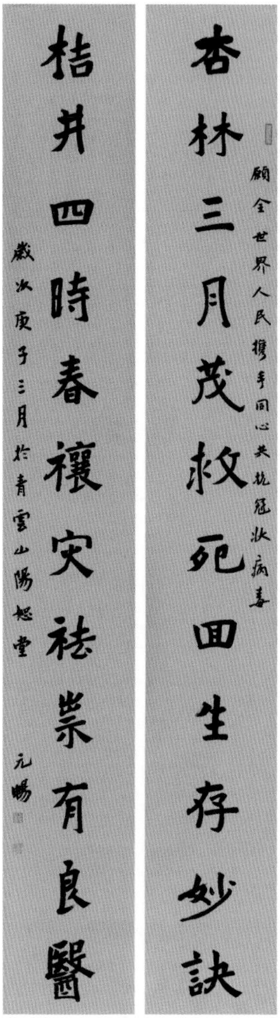

楷书 杏林桔井长联

逄春伟

中国书协会员，
山东省书协理事

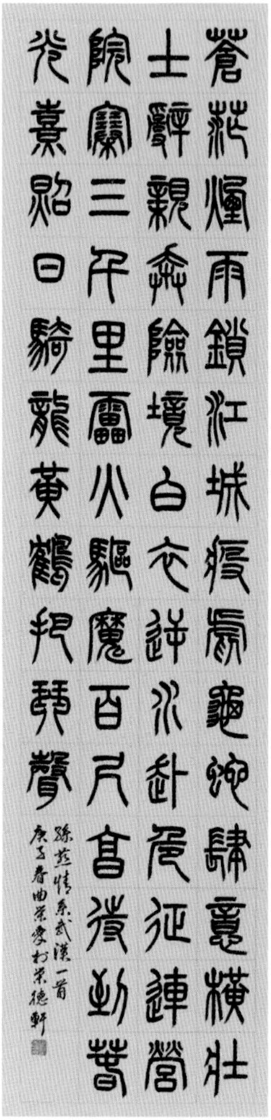

篆书 孙燕《情系武汉》一首

曲荣爱

中国书协会员，
山东省书协理事

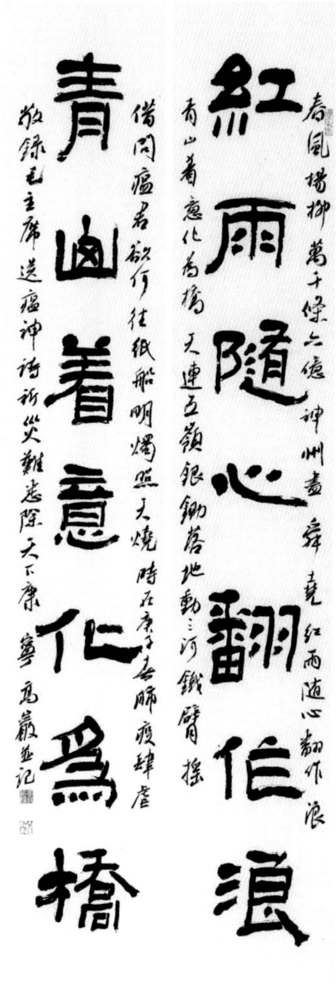

书法家在行动

隶书 红雨青山联
高岩
中国书协会员，山东省书协理事

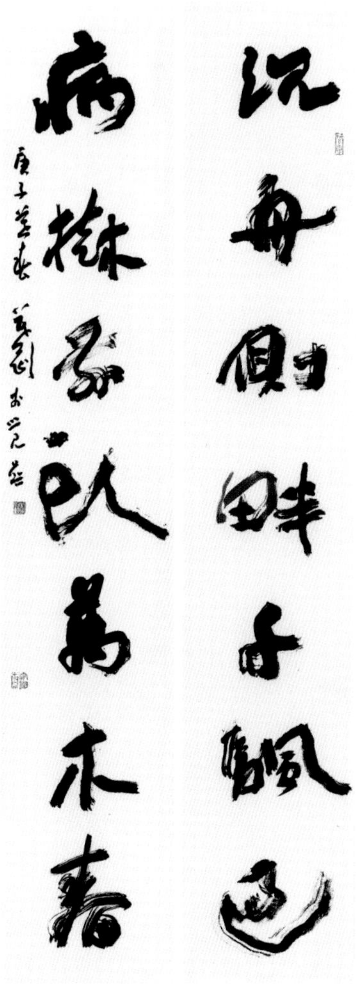

草书 沉舟病树联
朱茂刚
中国书协会员，山东省书协理事

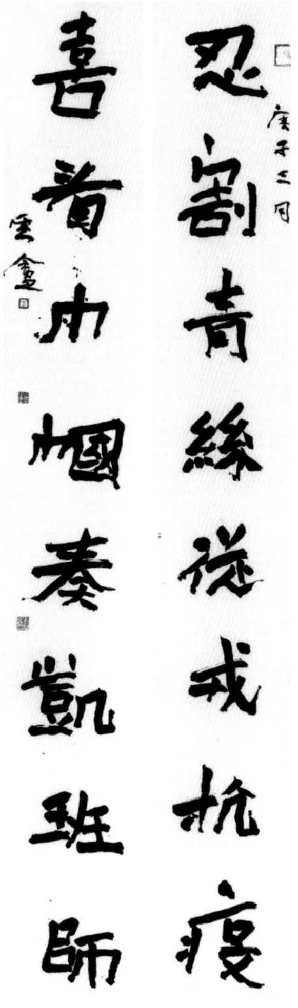

楷书 忍割喜看联
万力
中国书协会员，山东省书协理事

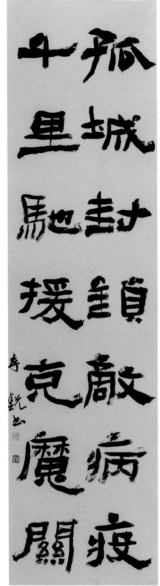

隶书 孤城千里联
李锐
中国书协会员，山东省书协理事

楷书 习近平讲话金句
张颖昌
中国书协会员，
山东省书协理事

草书 《致敬抗"疫"者》
诗一首
张伟杰
中国书协会员，山东省书
协隶书委员会副秘书长

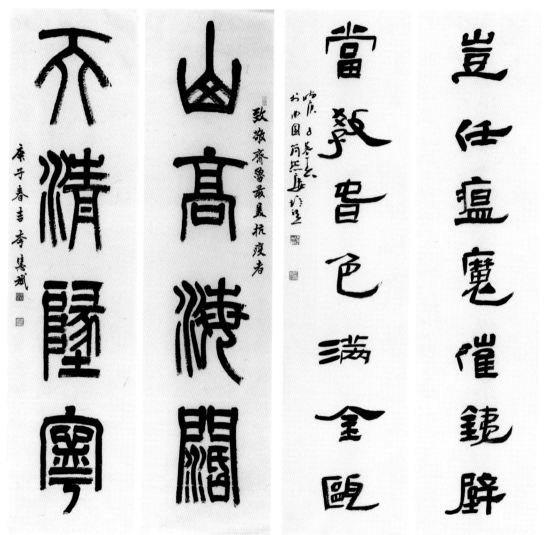

篆书　山高天清联

李慧斌

中国书协会员，山东省书协理事

隶书　岂任当教联

陈培站

中国书协会员，山东省书协理事

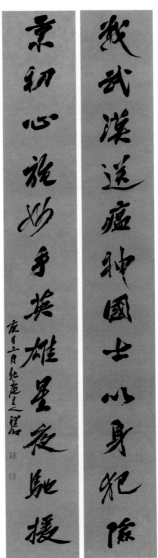

行书 《送白衣天使》诗二首

孙宝发

中国书协会员，

山东省书协楷书委员会副秘书长

行书 对联

程祥忠

中国书协会员，

山东省书协行书委员会副秘书长

行书 《致前线医护工作

者》诗一首

于永江

中国书协会员，山东省书

协行书委员会副秘书长

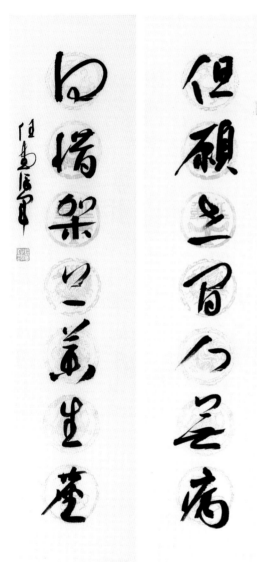

草书　但愿何妨四尺楹联

郭保军

中国书协会员，山东省书协草书委员会副秘书长

楷书　毛泽东七律《送瘟神》其二

姜海龙

中国书协会员，

山东省书协楷书委员会委员

行书　自作诗《赞白衣
天使》

陈希军

中国书协会员，山东省
书协行书委员会委员

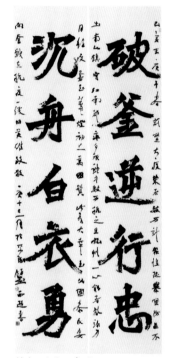

楷书 破釜沉舟联

崔西超

中国书协会员，

山东省书协楷书委员会委员

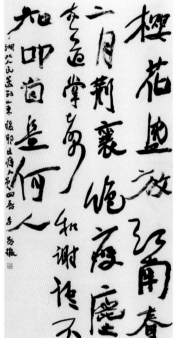

行书 诗一首

李方振

中国书协会员，

山东省书协行书委员会委员

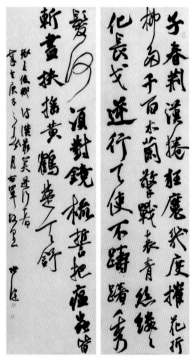

行书 《最美逆行者》诗二首

张健

中国书协会员，

山东省书协新闻出版传媒委员会副秘书长

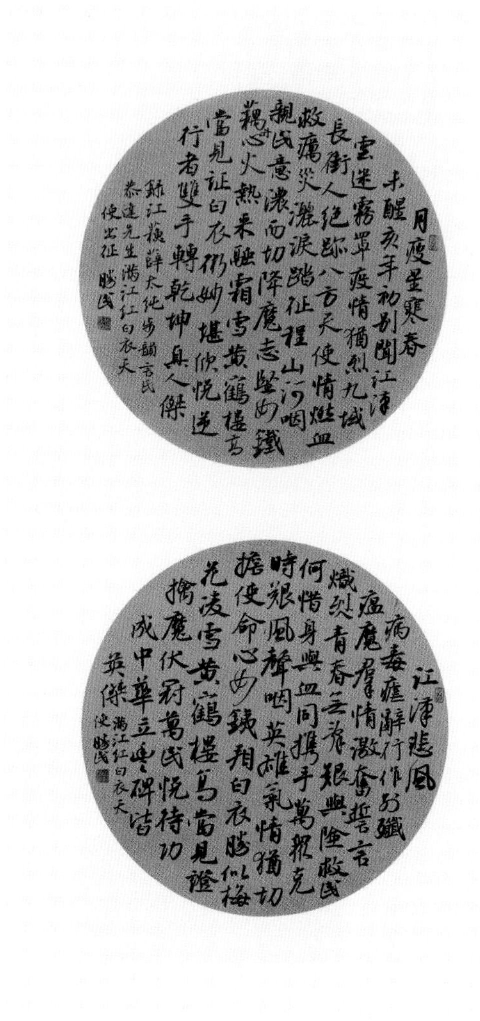

行书 《满江红·白衣天使出征》词二首

刘胜民
中国书协会员，
山东省书协行书委员会委员

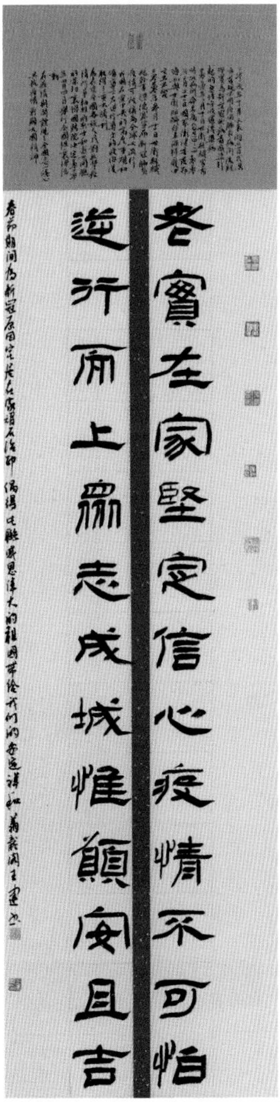

隶书 老实逆行联

王建
中国书协会员，
山东省书协隶书委员会委员

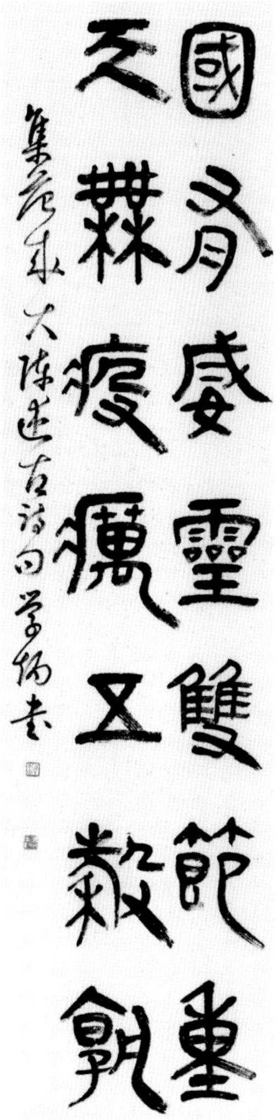

隶书 国有天无集联

徐学炳
山东省书协学术委员会委员

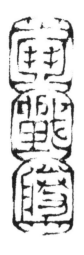
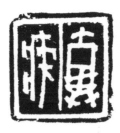

篆刻组印 斗战胜、弃疾、治愈世界

郭振坤

中国书协会员，山东省书协篆刻委员会委员

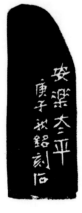

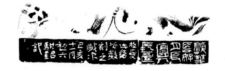

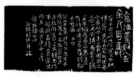
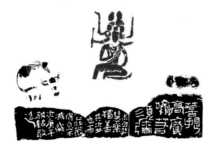

篆刻组印 安乐太平

刘佃坤

中国书协会员，

山东省书协篆刻委员会委员

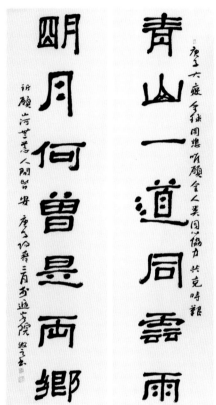

隶书 青山明月七言联

谭宏熙

山东省书协教育委员会副秘书长

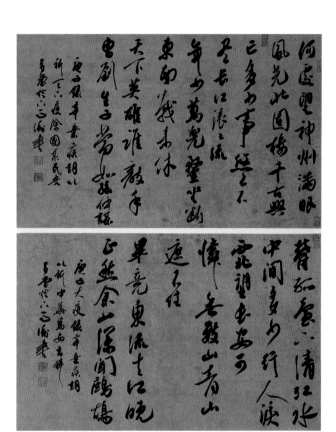

行书 录辛弃疾词两首

马涛

山东省书协教育委员会委员

曲艺家在行动

山东快书

众志成城 同心战"疫"

作者：毕长庚　说唱：阴军

铜板一敲声相连，

今年这个春节可不一般。

全国人民都闹心，

就因为冠状病毒闹得欢。

总书记把人民的生命安危挂心间，

做出指示一定要打赢疫情防控阻击战。

咱山东积极响应抓落实，

人、财、物不断支援大武汉。

你看吧医务人员的请战书，

鲜红的手印上边按。

都知道咱们寿光的蔬菜好啊，

他们无偿提供不怠慢。

一百万防护手套出淄博，

在青岛，还有那两万副护目眼镜来捐献。

喜旺集团在烟台，

一出手就是 200 万。

上上下下献爱心，

老百姓们没有迟缓。

草根歌手朱之文，

他捐了一遍又一遍。

前后拿出来四十万，

一片赤心犹可见。

在垦利有这么一家养殖场，

他们把七吨的新鲜鸡蛋送前线。

还有咱山东的小米、山东的蒜，

山东的大米和白面，

山东的白菜和大葱，

山东的水果真新鲜。

你要问到底捐的啥？

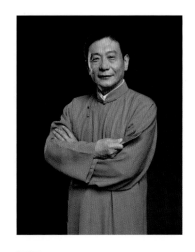

阴军

原济南市前卫文工团山东快书表演艺术家，中国文艺志愿者协会会员，中国曲艺家协会山东快书艺术委员会秘书长，山东省曲艺家协会副主席，国家非物质文化遗产项目山东快书省级代表性传承人，曲艺牡丹奖获得者

时间太紧我没看全。

都知道山东人自古行侠又仗义，

谁有困难咱们都会走在前。

想当年淮海战役老区人民忙支前，

今天全国抗"疫"小推车精神又出现，

这就是咱们的老传统，

祖祖辈辈都这么干。

湖北山东手牵手，

共渡难关心相连。

只要咱上上下下一条心

就一定能打赢这场阻击战。

快板

人民战"疫"必胜

作者、说唱：张勇

二〇二〇这个新年，
让我们感到特别地难！
本该是辞旧迎新同欢庆，
可谁想到，这场疫情这么严重！
党中央，作部署，
各级党委和政府，
我们全力以赴战疫情，
这人民战争必打赢！
咱们人民战争靠人民，
都不用动员咱每个人，
今年的假期特别长，
也没人走东串西把年忙，
勤消毒，严防控，
都知道肩上责任重！
全国各地驰援武汉，
咱们天天盯着新闻看，
常感动得眼泪湿眼眶，
咱这浑身是劲咋就使不上！
咱们别着急，别烦躁，
做好眼前的工作很重要！
你是工人就加加班，
多做几单是几单，
我们山东，各种物资驰援前线，
全靠你们戴好口罩加油干！
你是农民多搭把手，
把丰收的蔬菜早运走，
那每天六百吨蔬菜，
献出咱们寿光一片爱！
你是记者就多采访，

把那感人的新闻讲一讲，
多报道武汉和黄冈，
那里有家乡的英雄奋战在前方！
咱们山东，派出了十几批的医疗队，
上千名医护人员人敬佩！
不是他们不懂害怕，
能把家人的牵挂都放下，
与亲人分别他们也流泪，
可面对危险不后退！
一头长发都剪短，
愿你们剪掉所有危险！
一身密闭的防护服，
保护你们灭病毒！
你们脸上留下道道压痕，
却让你们成为现在最美的人！
我们山东，疫情前线打冲锋！
咱多数人，守在家里也是兵！
为武汉，不管我们做得多与少，
为国家，咱自己把自己防护好！
别在家总想往外跑，
那有的人，他想回家都回不了！
我们假期几次在延长，
是想拖到病毒来投降，
可要想真正来取胜，
咱也不能太被动，
要打赢防控阻击战，
物质保障是关键！
贯彻中央精神很重要，
咱们山东，吹响了复工复产集结号！

加快生产同时做好疫情防控,

两手抓两手都要硬!

为保企业开足马力,

一系列举措都落地!

创造性地抓复产,

确保今年开局平稳发展!

二〇二〇,我们都说是爱你爱你,

真觉得每个人都了不起!

要爱你,要爱我,

把爱聚集就是团火!

这个冬季确实冷,

却让我们更清醒,

这个春节过得真艰难,

却让我们团结一往无前!

我们中国人,对胜利特别有经验,

打赢过多少艰难的阻击战,

你说抗洪,说抗震,

抗非典咱更有自信!

这次必定也一样,

因为咱身边处处是榜样,

默默地付出真高尚,

颗颗的真心那么滚烫,

哪里需要咱们就上,

一定能打赢这场载入史册的大胜仗!

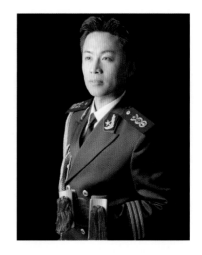

张勇

艺名芝麻。中国曲艺家协会理事,山东省曲艺家协会副主席,山东广播电视台节目主持人,中国曲艺牡丹奖获得者

单弦岔曲

可敬的逆行

作者：赵雪声　唱腔设计、演唱：闫磊　三弦伴奏：白慧谦　配器：徐源庆

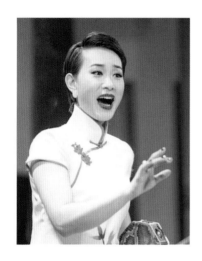

闫磊

济南市曲艺团青年单弦表演艺术家，中国曲艺家协会会员，山东省曲艺家协会副秘书长，中国曲艺牡丹奖新人奖获得者

庚子之春不平静，
新冠病毒肆虐横行。
中华儿女万众一心除患驱病，
白衣战士勇担承，
这一场疫情防控阻击战，
咱们中国人一定打赢。
绝不让病魔得逞，
迎战疫情。
明知山有虎，
偏向虎山行，
医院病房如战场，
瘟疫病毒露狰狞。
纵然十分险，
战士亦从容。
救病患，奋不顾身临险境，
战瘟神，义无反顾意志坚定。
请战书上手印红，
铮铮誓言写赤诚，
勇往直前踏凶险，
最可敬，白衣天使这纯美的心灵。

山东快书

众志成城

作者：孙立生　说唱：王晓良

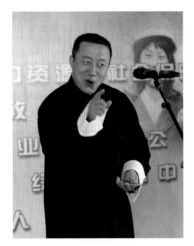

王晓良

非物质文化遗产杨派山东快书传人，师从杨派山东快书创始人杨立德，第十届中国艺术节《群星奖》获得者

武汉疫情急煞个人，
防传染，家家户户关大门。
好在是网络畅通不误事，
沟通、联系都有手机微信群。
咱话说，三年级的孩子王晓鱼，
他爸爸名叫王铁锤。
因妈妈单位去值班，
家里边就剩下他们父子爷们儿两个人。
铁锤说："晓鱼啊，你妈妈刚才发微信了，
给你布置作业写作文……"
晓鱼闻听耷拉脸，
两只眼顿时没了神：
"俺刚想上网做游戏，
写作文，这究竟要算哪一门呀？"
铁锤说："你妈妈布置的作文儿有意思——
题目是'众志成城'——跟咱今天的形势太贴题了……"
晓鱼说："众志成城对我是个陌生词，
我不懂咋能根据命题写作文。"
（进人物）"儿子，众志成城就是团结鼓干劲，
同心协力有精神……"
晓鱼听罢蹦高跳：
"爸爸，明白了，就是拽上一帮人……"
"儿子，对，齐心协力不离群……"
"爸爸，前几天众志成城帮过我，
放假前，高年级同学陈方奎，
课间时，抢了我的橡皮泥，
推倒我，让我伤了胳膊皮……
我爬起身，喊来人，
先通知俺表哥刘浩群，

刘浩群叫来孙二晨，
孙二晨又叫来赵华文，
赵华文再叫来钱大哏，
钱大哏、刘浩群，
孙二晨、赵华文，
再加上本人王晓鱼，
我们团结起来人一群，
众志成城拧成一股劲，
给我夺回橡皮泥……"
"儿子呀，我的小宝贝，
众志成城不是拉帮结伙用的形容词，
你妈妈出的题目实在好，
我觉得它和咱们支援武汉战胜疫情很贴题……
咱们楼上的大夫邻居周伯伯，
支援武汉大年初二就离家门，
知道吧，他的小儿子不到两岁半啊，
出发时他亲了亲儿子的小脑门——
不曾多说半句词……
你知道妈妈今天为啥不在家吗，
她值班，是希望更多人待在家里不串门，
不串门，就能减少传染的可能性，
显示出，咱大中国众志成城团结就像一个人……
你知道多少人在关心关注大武汉吗？！
这几天，武汉勾着全中国男女老少所有的魂——
唯恐疫情时乡亲缺蔬菜，
咱山东全力保障解难题；
派出精明强干的医疗队，
到武汉攻克疫情抖精神；
包括总书记、总理这些大领导，
他们彻夜难眠、没法入睡合眼皮……
孩子啊，咱爷俩不能去武汉，

却不能忘记咱们都是中国人。
中国人遇到困难齐上阵，
争先恐后不掉群。
爸爸一起帮你写——
回答好，你妈妈出的'众志成城'作文题。"
王铁锤语重心长一番话，
说得儿子泪流满面舔嘴唇。
王晓鱼半天没说话，
一个人蹲在墙角扣脑门，
突然冲爸爸站起身，
板着个面孔装大人：
"爸爸，我想借借您的手机用，
告诉您和妈妈的微信群，
我要说，'众志成城'最伟大，
'众志成城'最提神。
过春节，姥姥给我发了个小红包，
我打算捐献给武汉得病的人，
之后我通知俺表哥刘浩群，
让刘浩群通知孙二晨，
孙二晨通知赵华文，
赵华文通知钱大哏，
钱大哏、刘浩群，
孙二晨、赵华文，
再加上本人王晓鱼，
我们通个电话不出门，
都写妈妈布置的作文题，
写好'众志成城'这作文……"
（进人物）"好儿子，好孩子，
真高兴啊——我的儿子成大人。"
这就是王铁锤教子王晓鱼——
新人新事我说新词。

评书

同气连枝，共克时艰

作词：王印权　演说：刘兰芳

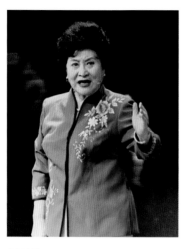

刘兰芳

著名评书表演艺术家，国家一级演员，享受国务院特殊津贴，多次获得国家级文艺大奖、全国"五一劳动奖章"和"三八红旗手"等称号。曲艺牡丹奖获得者，现为中国曲协名誉主席

话说：

山东自古出好汉，侠肝义胆心地善，

抗击疫情齐参战，令人敬佩来点赞。

2020庚子年，本该是欢声笑语阖家团圆，不曾想病毒突袭危祸人间。

党中央统一部署，联防联控坚定信念，各省市一级响应，拉开全民防疫阻击战。

苟利国家生死以，岂因祸福避趋之。时隔十七年，再见钟南山，逆行而上，督战前线；在这个没有硝烟的战场，同时间赛跑，同病魔较量，医疗队连夜召集，白衣天使纷纷请战，党员模范冲锋在前。十年秀发一朝剪，只为申请赴前线。新婚宴尔作话别，职责使命在心间。夫妻同心去抗战，同舟共济争明天。全国医疗队驰援湖北，北协和、南湘雅、东齐鲁、西华西会师武汉，组成"战疫天团"。众志成城，团结奋战，10天建成"雷神山"。人民子弟兵，闻令而动，勇担重担，军队医疗全面接管"火神山"。1998年抗洪抢险，2003年抗击非典，2008年汶川救援，一代代逆行者，成为最美风景线。抛下年幼的孩子，暂别年迈的父母，一线勇士斗志坚，中华儿女不畏难，精忠报国千古传。

全国防疫一盘棋，山东的表现令人赞，第十一批医疗队已出征，省领导挂帅赴前线，生活保障按吨捐，山东"小推车"精神又重现。看齐鲁大地"硬核"防疫抓得紧，"搬家"式援助快似箭。一边打好阻击战，一边春耕备耕忙生产，2020脱贫攻坚奔小康，神州大地国泰民安。

泱泱华夏，吓不怕，击不倒，摧不垮。咱14亿中国人同心协力，英勇奋斗，共克时艰，坚决打赢疫情防控阻击战！

板书联唱

同舟共济战疫情

说唱：刘宗琦 胡曌斌

板 春回大地万物新，
龙腾虎跃震乾坤。
爆竹声声抖精神，
锣鼓阵阵庆新春。

书 庆新春，喜盈门，
可是哪想到，一场疫情正来临。
新冠肺炎已确诊，
霎时间，人心惶惶乱纷纷。

板 别怪大家心里怕，
感染就在一刹那。
飞沫传染是途径，
接触也可能会染病。

书 要是感染这个病毒，
浑身上下不舒服。
往轻了说，发热乏力呼吸促，
往重了说，昏迷休克酸中毒。

板 这个病毒，来势凶猛易扩散，
一定要做好护理来防范。
在家里，看看电视下下棋，
没事最好别出门。

书 要出门一定戴口罩，
人多别去凑热闹。

板 勤洗手，常通风，
保护环境讲卫生。

书 少吃肉，多吃菜，
合理饮食真不赖。

板 少玩手机多休息，
增强身体免疫力。

书 有人说，年年过年都拜年，
不让拜年为哪般。
亲戚一年就见一面，
不见面，我怎么去收压岁钱。

板 拜年不必面对面，
也可以视频语音来相伴。
压岁钱，少不了，
可以微信支付宝。

书 哎，你这个主意真不孬。（过门）

板 别轻视，需警惕。

书 少出门，少聚集。

板 打喷嚏，捂口鼻。

书 有症状，早就医。

合 不传谣，不恐慌，
面对疾病别紧张。

板 一方有难，八方支援，
人民卫士冲在前。
解放军，奔武汉，
日夜兼程加劲干。

书 白衣天使不简单，
迎着逆流往前赶！
为了人民生命安全，
舍弃与家人庆团圆。

板 他们不喝水，不吃饭，
不眠不休连轴转。
顾不上爹娘把他盼，
顾不上自己来防范，
顾不上病毒来传染，

顾不上自己也是命悬一线。

书　全国上下一条心，
　　防战病毒有信心。
　　白衣天使献真心，
　　我们老百姓都放心。

板　市委市政府下决心，
　　为这场战役熬苦心，
　　费尽了心，操碎了心，
　　领导和群众心贴心。

书　心贴心，心连心，
　　心心相印心交心，
　　牢记使命，不忘初心，
　　这才是人心换人心。

板　官方媒体动态全，
　　咱们众志成城抗肺炎。
　　口罩里面藏笑脸，
　　大爱真情暖人间。

书　打赢这场阻击战，
　　美好的生活在眼前。

合　我们一定要坚定信心、同舟共济、
　　科学防治、精准施策，
　　胜利的红旗永不落！

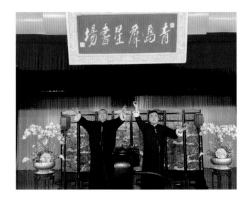

刘宗琦

民进会员，青岛市文化馆曲艺干部。中国曲协会
员，中国曲协青年曲艺工作者联盟理事，山东省
曲协会员，青岛市曲艺家协会理事

胡塱斌

中共党员，辽宁科技大学艺术学院曲艺系教师。
中国曲艺家协会会员，曾获第十届中国艺术优秀
演出奖

山东琴书

万众一心就能打赢这场防疫战

说唱：刘士福

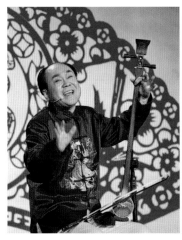

刘士福

济宁艺术剧院曲艺研究室组长，国家
一级演员，济宁市曲艺家协会副主席，
国家非物质文化遗产传承人，山东琴
书南路代表人，曲艺牡丹奖获得者

新冠病毒来得很突然，
搅闹得全国人民也没过好年。
这个病毒摸不着来看不见，
一旦传染上很危险。
现在的重灾区就是大武汉，
出城不易进城更难。
党中央审时度势更果断，
把医院建在了火神山，
医生缺了党员医生要先上
物质缺了全国都捐，
党员干部放弃了休息和年假，
为防病毒都冲在前，

想想都是为了咱，
为了人民的生命健康和安全。
湖北省大武汉，
国家援出了上百亿，
彰显出民族的团结与情感。
只要有伟大的人民伟大的党，
就能够战胜一切病毒和困难。
专家说这个病毒可控可治更可防，
您听我把可防的办法对您谈，
出门别忘了戴口罩。
防止飞沫来传染，
室内通风勤锻炼，
讲究卫生多消炎，
感冒发热去医院，
看见野味嘴别馋。
看见病人及时隔离和上报，
这样做小区的居民才安全。
劝同志非常时期也别访友别聚餐，
居家隔离享清闲。
别上当别受骗，
要分清黑白好歹和忠奸。
该出力的咱就出力，
该捐钱的就捐钱，
别造谣来别传谣，
别给政府添麻烦。
只要全国人民手牵手肩并肩，
就能够打赢这场防疫战。
俺唱到这里算一段，
祝父老乡亲身体健康、万事如意，快快乐乐每一天。

山东快书

抗击疫情有担当

说唱：王长安

正月新春过大年，
路上的行人笑开颜。
老张就把那个老李叫：
"哎，老李，你年货置办得全不全？"
"哎，老张，什么年货不年货，
咱这好日子，不是天天在过年？"
人们都高高兴兴地把年过，
可谁料想一场疫情到眼前。
咱们的湖北大武汉，
传染性肺炎正蔓延。
春节人员流动大，
稍不留神就传染。
党中央，国务院，
把人民的安危挂心间。
习总书记做部署，
全国人民众志成城抗肺炎。
咱们淄博行动快，
上上下下作动员。
严防严控严落实，
坚决打赢阻击战。
医护专家是英雄，
防控人人冲在前。
有一位，为防疫情推婚期，
她就是淄川区张庄医院的许胜男。
咱们党员干部做表率，
责任担当不怕难。
守好门，把控严，
不放过任何可疑点。
细化措施抓防控，
把流入的疑似病例排查全。

倡议春节少出门，
拜年的心意微信传。
外出一定戴口罩，
把传染的通道给阻断。
勤洗手，勤消毒，
室内空气要新鲜，
及时通风勤更换。
咱们大淄博大胸怀，
情系全国心相连，
还组建专家医疗队，
紧急驰援到武汉。
新华制药行动快，
开足马力来生产。
瑞阳制药献爱心，
捐赠药品 500 万。
疫情无情人有情，
金城也把那个医药捐。
齐鲁石化不落后，
组织力量促增产。
高标号柴油和汽油，
支援疫区大武汉。
经开区全力做保障，
供应原料扩生产。
齐都药业献爱心，
捐赠了特效药品 200 万。
新华医疗行动快，
奉献爱心走在前，
消毒液、消毒器，
灭菌设备去支援。
女企业家们有担当，

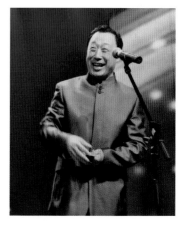

王长安

中国文艺志愿者协会会员，中国曲艺家协会会员，山东省曲艺家协会主席团委员，淄博市曲艺家协会主席。首届"高元钧杯"全国山东快书大赛金奖，中央电视台《神州大舞台》月冠军

一次捐款 60 万。
海悦食品紧急研究做决策，
爱心捐赠 100 万。
大淄博，有担当，
与全国，心相印来情相连。
万众一心战疫情，
定能够，神州大地捷报传，
那么水更绿来天更蓝。
伟大祖国，水更绿来天更蓝，
水更绿来天更蓝！

山东快书

紧急出击

作者：郝远近 编导、演唱：康广为

说的是，新春佳节正欢喜，
忽然间，天降下一场大瘟疫。
这家伙张牙舞爪来得凶，
从武汉飘飘荡荡一路来到山东地。
只惊得村村寨寨挂标语，忙隔离，
站岗放哨如临大敌！
这一天，是大年农历正月初七，
疫情出现在一个小村里。
这一家，住村西，
楼房盖得还可以。
年轻人鼻子一把泪一把，
家里边乱七八糟像鸡踢。
"怪我，怪我，都怪我，
害了亲人害自己。
咳嗽发烧染了病毒，
还不如一头撞在那泥坑里！"
这时候，喇叭声声人喧嚷，
救护车一路鸣笛到村西。
车上下来人几个，
戴口罩，隔离衣，
还有的携着呼吸机，
村支书在头里走，
后跟着镇长县长，
还有医护人员装备齐。
县长挥手说急救，
呼啦啦送上来口罩隔离衣。
年轻人扑通一声跪在地，
泪流满面语声低：
"对不起，对不起，实在对不起，

我不该偷偷从武汉回家里！
腊月三十逃到家，
还去看我大舅二舅和三姨。
本想着瞒到十五万事吉，
谁料到恶魔降临在初七。
都怪我不听政府话，
到头来后悔得我是了不得！"
县长说："咱全国防疫一盘棋，
决不能有一处瞒报漏报马失前蹄。
倘若是疫情蔓延难控制，
怕只怕毁掉咱泱泱中华万里堤！"
医护人员将年轻人忙搀起，
全家都穿上隔离衣。
县长说："接触的人群全隔离，
侥幸心理可是要不得！
防疫工作要严密，
少扎堆，莫团聚，勤洗手，练身体，
不要嫌待在家里多憋屈。
另外再说一件事，
村头路挖断太可惜，
疫情来了难救治，
白白错过好时机！
赶快把路给打通，
派人值班别迟疑。"
这就是紧急出击一小段，
我们齐心合力战瘟疫。

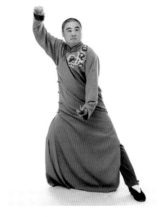

康广为

高派山东快书第三代传人，现为中国曲艺家协会会员、中华山东快书研究会会员、山东省曲艺家协会会员、菏泽市曲艺家协会副主席

河南坠子

全民防控阻疫情

作者：李玉坤　演唱：刘瑞莲 刘振婷

刚刚吃过了年三十的饭，
欢欢乐乐看春晚，
虽然说城里都不让放鞭炮，
可每栋楼都是欢歌笑语往外传。
电话叮咚响，微信在耳边，
人人都在忙着来拜年。
足不出户相隔万里，
好像是亲临其境在面前。
你看那牡丹社区的家属院，
欢度春节，热闹非凡。
大爷大娘在桌边坐，
儿子儿媳孙子孙女都偎两边，
个个都要压岁钱。
老人掏出个大红包，
发给儿孙心喜欢，
忽然间大爷的手机响，
却原来是远在武汉的女儿，
视频来拜年：
"爸爸妈妈您可好，
我不能回去别抱怨。"
"傻闺女这是说的哪里话，
我咋听着有点远？
你站在抗击疫情第一线，
当爹的自豪骄傲我又心甘，
一方有难八方帮，
咱们一定渡难关。"
"爸妈你们多保重，
我要到医院去上班。"
"好好好，你努力工作在前线，

爸妈等你的捷报传。
哎哎，别忘了收我的大红包，
那是我给外孙的压岁钱。"
"好，爸，让兄弟接电话。"
"哎，儿子，赶快接你大姐的电话。"
"大兄弟，咱爹娘在家都很好，
多靠你伺候在身边。"
"大姐你这是说哪里话，
你要是来了，
我也得把你挡到院外边。"
"兄弟，家里的物品可备齐？
戴口罩，讲卫生，
还有要把身体来锻炼。"
"姐，光年货咱都能吃到三月三。
咱村里成立了防护疫情工作队，
我这个队长又发挥了抗击非典好经验。
不走亲，不串门，也不添乱，
自我隔离要当先，
不信谣来不传谣，
不抢货物造麻烦，
在家就把那新闻看，
咱全村老少齐动员，
有党的领导做后盾，
咱们心不惊胆不寒，
战胜疫情做贡献，
这真是全国上下一盘棋，
到那时一定能拨开乌云见春天。"

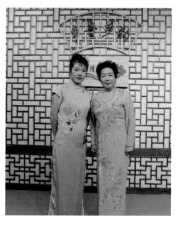

刘瑞莲（右）

菏泽市瑞莲说唱艺术团团长，曾获第十五届文化部群星奖金奖、第五届中国曲艺牡丹奖、第一届泰山文艺奖一等奖

快板书

党旗飘扬最前沿

作者：李洋　表演：王心天

中华民族五千秋，
青史荡荡岁月稠，
如此多娇的好山河，
自古来……
有无数英雄竞风流；
我唱的是……
庚子年，欲开春，
新型的冠状病毒真闹心，
它们像猛兽、似恶魔，
要把这无辜的人们健康生命来剥夺；
它们来得急、来得凶，
魑魅魍魉闹哄哄；
武汉告急、湖北告急、全国各地都告急，
肺炎疫情无孔不入快速蔓延形势危急；
肆虐的疫情如此凶险，
国家打响了防控阻击战。
总书记，发号令！
中华儿女不辱使命。
从东海，到天山，
从兴安岭到五指山，
一杆大旗高高举，
镰刀斧头光芒四射力无比；
把人民群众生命安全身体健康放在第一位，
举国上下齐心协力血肉之情不掉队；
把疫情防控作为当前最重要工作来抓，
依靠人民、依靠群众、众志成城、雄姿英发，
一方有难八方动，
责无旁贷担使命，
全国驰援大武汉，

血浓于水真情见；
白衣天使冲在前，
不畏千险和万难，
不破疫情誓不回，
于无声处听惊雷；
自古忠孝难两全，
壮士出征定凯旋，
无情未必真豪杰，
直面危机不怕邪。
全国一盘棋，
心齐泰山移，
堡垒在基层，
遍地是英雄，
寿光大棚菜，
只送咱不卖，
药品和物资，
捐赠最无私，
响应政府令，
居家不流动，
打赢防控战，
拿下阻击战，
谈笑凯歌还，
曙光在眼前，
党是一盏灯，
党是定盘星。
党旗飘扬最前沿，
战胜疫情不怕难；
党旗飘扬最前沿，
山左海右坚如磐；

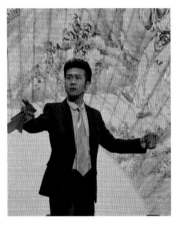

王心天

济南市曲艺团演员，中国曲艺家协会会员，山东省曲艺家协会会员，济南市曲艺家协会会员。曾获全国曲艺小品大赛一等奖、山东省曲艺采风创作成果展演一等奖

党旗飘扬最前沿，
再创辉煌谱新篇；
党旗飘扬最前沿，
多难兴邦战犹酣；
党旗飘扬最前沿，
华夏儿女心相连；
党旗飘扬最前沿，
同舟共济克时艰；
党旗飘扬最前沿，
众志成城卷巨澜；
党旗飘扬最前沿，
看镰刀斧头迎风猎猎巨笔如椽！

快板书

火神山和雷神山

作者：王雷　武云鹏　表演：张智慧

话说公元 2020 年
除夕夜，年夜饭
中国家家户户大团圆
岁月增辉人增寿
举国上下迎新年
突然间
一场疫情暴发在武汉
（白）新型冠状病毒肺炎
（加板）
这个病毒
历史首次未曾见
这个病毒
人人交叉有传染
这个病毒
传播迅速在蔓延
这个病毒
必须封城防控切根源
党中央、国务院
号召全国上下抗疫战
白衣天使解放军
一声令下奔武汉
为了救助感染者
挽救生命抢时间
定下决心建医院
火神山和雷神山
（白）
（哎？要问火神雷神是哪位
请你仔细听我言！）
（加板）
火神山、雷神山

这两个名字不一般
古楚之地代代传
祝融火神是祖先
用祖先的名字来命名
筚路蓝缕精神除新冠
这新冠，太刁蛮
火神大喝一声冲向前
这病毒，太嚣张
雷神怒目病毒睁大眼
火神雷神不怠慢
克敌制恶冲在前
火雷本是好兄弟
哥俩许久未见面
抗击病毒手相牵
见面行礼互寒暄
火神本是古楚人
首先张嘴开了言
雷神兄弟可安好
咱们抗击疫情肩并肩
撸起袖子加油干
争分夺秒做贡献
（加板）
雷神一听火神讲
顿感亲切心温暖
连忙回话火神说
咱们兄弟上阵不怠慢
迎难而上搞攻坚
生死关头的一瞬间
咱齐心协力驱新冠
打赢防疫阻击战

让病魔投降早玩完
好好好，行行行
定下决心咱就干
切断传播早治疗
让所有的患者都入院
（加板）
火神山和雷神山
履行使命意志坚
床位总量两千五
工期下令要十天
（白）
啊？十天？怎么可能？
这样的工程
按常理至少需要一年！
这可怎么办？
（加板）
疫情严重不能等
目光聚焦在武汉
急需床位收患者
人民生命大于天
紧急命令已下达
不容耽搁和怠慢
武汉立下军令状
工期只需要十天
庞大工程千头绪
需要协调方方面面
举国之力齐动员
誓要建成救命医院
（加板）
齐头并进分头干

各行各业到一线
加班加点连轴转
我们一点一点回头看
设计大师黄锡璆
坐镇一线传经验
60 位精英设计师
24 小时定下方案
与施工单位紧商定
60 小时施工图纸全做完
（加板）
中建三局把头牵
相关企业来参建
五万平方米滩涂坡地
选址武汉知音湖畔
万人聚集大会战
机械设备已过千
各行各业聚精英
上市公司也参战
中铁工业中铁重工
为赶工期火速增援
国家电网是神速
改迁路线铺设电缆
施工结束仅 8 天
提前完工开始送电
再来看
有华为、中国移动、
中国电信、中国联通
中国铁塔、中国电子、
中国信科
前后方企业紧密配合

协同作战

36 小时交答卷

5G 信号覆盖后

还交付了所有的云资源

核心系统与存储

远程会诊接通解放军总医院

桂花树上开通直播

千万云监工电子眼

三一重工、中联重科、

徐工机械

所有的工匠 24 小时保障支援

中石油和中石化

油品保障力度大

提供开水方便面

服务项目还挺全

鄂州电厂属三峡集团

保障武汉用电不间断

中国铁建和高速

让援建物资保优先

水泥钢材石膏板

企业直通送前线

中国外运送食品

保障工人要吃饭

数千名工人一日三餐

中粮集团来承担

物资供应有超市

供应便捷又安全

物流仓储紧配合

无接触收银真方便

（加板）

保障单位几百个

物料细数百万件

请功论赏排队算

几天几夜说不完

关键数字给你看：

（白）

2020 年 2 月 2 日，

火神山医院历时 9 天建成！

2020 年 2 月 5 日，

雷神山医院历时 11 天建成！

10 天，2 座大型医院！

2500 张床位！ 5000 多间箱式板房！

建筑面积 11.3 万平方米！

累计施工面积至少 18 万平方米！

累计施工平地相当于 15 个足球场！

开挖土石方

足以填满 100 多个标准泳池！

（加板）

这些数字什么概念

这些工程有多难

堪称火速加神速

让世界震惊都点赞

哪有什么"基建狂魔"

是各条战线做奉献

哪有什么奇迹出现

是万计的工人连轴转

争分夺秒地"生死时速"

马不停蹄地"加班加点"

累了泥地当床板

饿了路边端快餐

渴了喝杯凉开水

这就是他们的年夜饭

手指骨折不吭声

简单包扎继续干

苟利国家生死以

甘洒热血到一线

听说男女都不限

即刻报名来参战

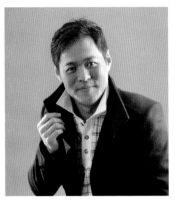

王雷

中国曲艺家协会会员，青岛市曲艺家协会副主席，青岛市音乐家协会副秘书长，全军十佳主持人，全军优秀演员

张智慧

青岛通济实验学校四年级学生，曲艺小演员，擅长山东快书和快板书的表演

朴实的话语很简单

平凡的举动很温暖

火神山，雷神山

神奇速度战新冠

白衣天使逆行者

还有院士钟南山

三山协力镇瘟疫

驱除病毒保康健

中华民族不怕难

众志成城援武汉

打赢抗疫阻击战

共迎明媚艳阳天

打赢抗疫阻击战

共迎明媚艳阳天

河南坠子

等你凯旋

作者：薛维萍

武汉发告急把疫情传，
白衣天使冲在前，
疫情面前，白衣天使不畏艰险，
火速到一线救病员，
大爱在人间，
战胜瘟神坚定信念，
定能把病毒祛除，
把安宁还给人间，
天使们敢于挑重担，
战胜病魔排万难。
中华儿女意志坚，
齐心协力渡难关，
全国人民做好防范，
隔离在家中保证安全，
大爱在人间，
战胜瘟神坚定信念，
定能把病毒祛除，
把安宁还给人间，
天使们敢于挑重担，
战胜病魔凯歌还。

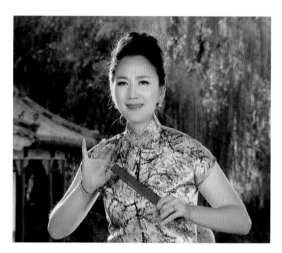

薛维萍

青年军旅歌唱家，河南坠子表演艺术家。曾荣获中国曲艺最高奖牡丹奖表演奖、第二届全军文艺新作品奖曲艺一等奖、第十届全军文艺会演曲艺表演一等奖、第七届泰山文艺奖一等奖、山东省第六届青年歌手电视大奖赛一等奖

山东快书

献血风波

作者：赵方彭

说的是连绵起伏白云山，
巍峨挺拔入云端。
山脚下有个韩家寨，
在村里边院子里，
一老一小跑得欢。
小伙就在头前跑，
老头后边紧着撵：
"你小子给我快站住，
不站住把你腿打断！"
传乾说："爹！要我站住也可以，
你得答应我把血献。"
"要想献血万不能！
除非是日头出南山！"
院子里一老一小闹得欢，
老太太手扶门框开了言：
"你俩这是弄哪出？
就不怕父老乡亲笑话咱！
（白）你俩屋里来！"
爷俩儿迈步进了屋，
贾老汉气呼呼地开了言：
"这小子出院才几天！
他现在一心到医院把血献！
我拦他也是为他好！
不识好歹！"
"儿子这是咋回事？
对着为娘谈一谈。"
"娘！俺刚看电视有报道，
说新冠肺炎痊愈患者血浆似利剑，
消灭肺炎是良药，
我想去医院把血献！
俺爹他说啥不同意，

还撺着喊着要打俺！"
老贾说："不让你献血为你好，
你小子不怕再感染？
你可是我们的独根苗啊，
俺还盼着你娶媳妇给俺把孙子添！
（白）不识好歹你小子！"
传乾说："新冠肺炎太凶残，
疫情似虎到处传！
党中央国务院下号令，
全民动员齐参战，
党员干部打冲锋，
攻坚克难渡时艰！
白衣战士奋战在一线，
为战胜肺炎不惧困难和危险。
老爹呀！没有党委政府好领导，
就没有您儿痊愈回家园！
没有医生护士精心对症做治疗，
您儿早是鬼门关！
治好病不用咱交钱，
咱们要感恩为战胜肺炎做贡献！"
"孩他爹，儿子说得对呀！
你想想2003年，
那个时候闹非典，
你参加志愿服务到一线！
消毒打药在留验站。
打药之中犯了病，
你晕倒大家伙送你到人民医院，
住了三四天。
痊愈出院你又值班，
疫情除你不把家还。
那时你无私奉献人称颂！

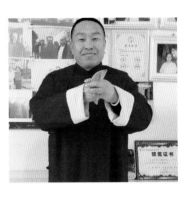

你现在咋成了不明事理糊涂蛋！
饮水思源是正理，
咱要为消灭肺炎做贡献！
等到病毒消灭掉，
咱们摘口罩露笑颜，
喜听祖国各地喜讯传。
给咱儿娶上儿媳妇，
儿媳妇再把孙子添，
想想那时有多美，
咱幸福的日子比蜜甜！"
老贾低头嘿嘿笑：
"你说的这话都在理，
我咋没想这么远！
好儿子！咱们都听你娘的话，
咱全家人为战胜肺炎做贡献！"
传乾他高高兴兴打电话，
120车就来到家里边；
人民医院去献血，
他们为战胜肺炎做贡献。
这就是献血风波一小段，
祝大家健康快乐幸福永远。

山东快书

大帅哥

作者：刘金堂　表演：闫成山

武汉市有位司机刘伟克，
看年纪二十八九差不多，
个头不高也不矮，
俊俊的脸庞俩酒窝，
慈眉善目招人爱，
有两个爱称都认可。
有人叫他美男子，
也有人喊他大帅哥。
最近脸上戴口罩，
长得多帅你也看不着。
自从那个新冠肺炎成灾害，
刘伟克积极参战抗病魔。
第一批参加志愿者，
到医院义务为大夫护士来开车。
这一天，有一个大夫把车坐，
刘伟克主动热情把话说：
　"同志，请问您到哪里去？"
　"中山路南，新兴阁。"
伟克想她戴着口罩难识面，
听声音熟得了不得。
（白）这个声音，太熟了！谁呀？
　"请问大夫您贵姓？"
大夫回答："我姓郭。"
（白）"郭！您是郭罗罗？"
（白）"对呀！"
　"您是咱班的大美女！"
（白）"您是？"
　"我是您同班同桌的刘伟克！"
（白）"噢，大帅哥！"

　"大美女！"
　"大帅哥！"
　"大美女！哈哈哈哈！"
　"哎，大美女，十几年咱俩没见面儿，
您大学毕业去哪合？"
　"大学毕业留北京，
在部队医院胸内科。
为支援武汉战疫情，
我第一批报名回到这合。"
　"好，您不愧是咱班的好班长，
勇奔疫情把家舍。
听说你们很辛苦，
八小时都不把防护服来脱！"
美女说："这次疫情来势猛，
大夫少来病人多，
有时候抢救病人日夜干，
一天都顾不了上厕所！
进病区好比上战场，
神圣的使命在心窝，
只要把病人治疗好，
我觉得无比幸福和快乐。"
　"好，有您这种精神在，
咱们武汉战胜疫情有把握！
大美女您可真是好样的！"
　"停，大帅哥您先别夸我！
中央台那天报道您，
无偿为大夫护士来开车。
镜头上您没戴口罩，
我一眼就认出您大帅哥。

您不怕传染不怕险，
您才是品德高尚的大帅哥！"
"老同学，我知道有危险，
咱不能光顾自己往后躲。
我常想咱们这批 90 后，
正是年轻力壮的好时刻，
咱学历高，知识广，
受的培养教育多，
病魔把咱们的家乡来伤害，
咱不拼搏谁拼搏？"
大美女忙说："对对对，
咱齐心协力战病魔。"
他们说话间，到了目的地，
大美女依依不舍下了车。
（白）"再见，大帅哥！"
"再见，大美女！"
大帅哥掉转车头往回走，
看见他的手机直哆嗦。
（白）哎，怎么跑振动上了？
他打开手机忙吆喝，
喂，喂，喂。
手机里无声无息玩寂寞，
仔细一看手机号，
哦，原来是爱人孙丽娥。
喂，喂，喂。
丽娥那边不说话，
伟克在这边犯疑惑，
坏了，我和美女见了面，
是不是，她就用手机跟踪我。
真后悔不该发微信，
还弄了个题目，
喜见同桌美女郭罗罗。
（白）"哎，老婆，咋回事儿？"

丽娥说："你现在和谁在一起？
还要不要孩子和老婆？
孩子想你想得掉泪儿，
我想你，整宿整宿睡不着。"
（白）"别哭呀，你还不知道我嘛。
我把孩子当成宝贝蛋，
把老婆当佛来敬着。
有什么指示快吩咐，
我马上执行不耽搁。"
"好，你现在马上回趟家，
有事儿要当面对你说。"
"老婆，我就别回去了，
有什么话，电话里说行不行？"
"不行！这事儿必须当面说！"
伟克想：听她口气那硬劲儿，
肯定要追问郭罗罗，
都怨我！都怨我！
我发这个微信干什么！
"老婆，我工作全在污染区，
我真怕，把病毒传染给小国国。"
丽娥说："咱们只见面不进屋，
就在院里把话说。"
（白）"那好，马上回去！"
刘伟克提心吊胆回了家，
嘿，老婆和儿子早等着啦。
儿子见爹往上扑，
丽娥双手就把儿子拖。
（白）"爸爸！我想你……"
"儿子，我也想你！
往后退，退，咱爷俩
拉开距离把话说。"
丽娥说："今天是个啥日子，
问你记得不记得？"

刘伟克一边观察一边想，
院里摆着一方桌。
中间放着大蛋糕，
有几样菜肴桌上搁。
哎呀，我把我的生日给忘了，
还是老婆孩子亲，
时时刻刻牵念着我。
刘伟克越想越激动，
眼含热泪把话说：
"谢谢儿子，谢谢老婆！
谢谢儿子！谢谢老婆！"
丽娥忙说："别谢啦，
借生日给你来祝贺！
中央台把你的事迹来广播，
俺也光彩和快乐。
俺娘俩在家学习你，
不出门，也在家里斗病魔！"
（白）"你们……怎么斗？"
"我写的《丽丽日记》发网上，
把战疫的事迹来传播。"
伟克忙说："好！好！怪不得，
怪不得你的粉丝
一天一天在增多！"
丽娥说：
"这些天，孩子天天忙画画，
电视上播什么他就画什么。
这些画当生日礼物送给你，
希望你看了多评说！
孩子，快把画拿出来，
让爸爸看看你的新成果。"
小国国亮出第一幅画，
画面是开会人很多，
讲话的那人戴着口罩，

丽娥补充做解说：

"年初一中央开大会，

领导讲话有气魄：

号召全党全国战疫情，

一定要消灭新病魔！"

刘伟克连喊："好，画得好，

这画画得很壮阔。"

第二幅画的是多架飞机在降落，

解放军战士出舱正忙活。

丽娥说："支援武汉战疫情，

党中央派来的大夫护士多。"

第三幅画，

马路上排着一溜大汽车，

丽娥说：

"这幅画是支援车队进武汉，

把各种物资大批大批运这合。"

第四幅画的是医务工作者，

在精心治疗紧忙活。

小国国一连展示了十几幅画。

刘伟克佩服得了不得，

丽娥说："国国画得怎么样？"

伟克说："好，每幅都是大气魄！

让我看到了党的领导核心好，

看到了党爱人民情似火，

看到了国家实力真优越，

看到了全国人民的大团结，

看到了四面八方支援威力大，

看到了医务人员的好品格，

看到了全国人民

万众一心、步调一致、

战无不胜、攻无不克、

英勇奋战、敢打敢拼，

世界上独一无二的强中国。"

刘伟克这边说得正带劲，

他的手机一边直吆喝。

（白）"有任务，出车！

有任务，出车！"

一看任务派到他，

刘伟克告别家人又上了车，

临走前伸出脑袋高声喊。

（白）"哎，我看到了……"

丽娥问："你看到了什么？"

"我看到聪明伶俐的好儿子！

我看到贤惠善良的好老婆！"

我说到这里算一段，

深意义请大家自己去琢磨。

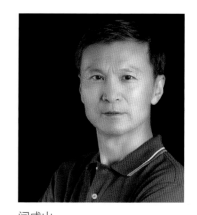

闫成山

山东快书、快板书演员，中国曲艺家协会会员，山东省曲艺家协会顾问，青岛市曲艺家协会主席

胶东大鼓

万众一心战疫情

说唱：刘岩峰

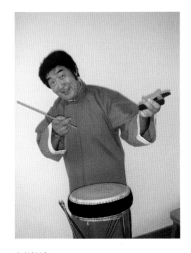

刘岩峰

中共党员，莱州市文化馆退休曲艺干部，中国曲艺家协会会员，中国艺术研究院中华说唱艺术研究中心理事，烟台市曲艺家协会副主席，烟台市"十大优秀文化人才"，山东省"首届齐鲁文化之星"，文化部"群星奖"获得者

说的是

张灯结彩贴春联

欢声笑语过大年

就在这万家欢庆时呀

新冠肺炎降到人间

党中央，发出了紧急动员令

打响了，疫情防控阻击战

医务人员，整理行装就出发呀

冲在那护佑健康第一线

不顾安危，舍了小家顾大家

夜以继日战凶顽

干部党员头前站

他们一个个

守土有责不怕难

干部群众齐努力呀

坚决打赢这一战

咱们要打好这一仗啊

人人要绷紧心中的弦

守在家，别乱窜

常通风，记心间

佩戴口罩勤洗手

相信政府你别谣传

众志成城战疫情

迎接咱们百花盛开莺歌燕舞

新一天哎

快板

人民战"疫"

作者：李海晓

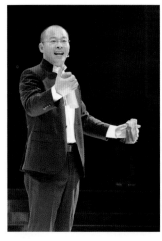

李海晓

威海高区管委会干部，现任威海市曲艺家协会秘书长。曾荣获威海市第五届曲艺小品大赛金奖、威海市百姓宣讲比赛一等奖、威海市第五届文学艺术奖三等奖

今年的春节真特殊，
武汉出现新型冠状病毒。
这个病毒真讨厌，
很快把全国传染遍。
感染的人，临床表现是肺炎，
发烧干咳，呼吸困难。
重症患者，生命有危险，
还不分男女老少青壮年。
眼看着染病人数天天增，
党中央，一声令下，全民皆兵。
白衣天使，始终拼搏在一线，
全国的医疗队伍积极增援来参战。
院士专家，冒着危险到武汉，
为的是把疫情的真相来查看。
全国人民齐动员，
携手并肩，克服困难。
又捐款，又捐物，
支持武汉，
坚决把病毒的源头给堵住。
全国上下一盘棋，
严防死守应对病毒来侵袭。
流动人口细摸排，
把病毒隐患揪出来。
早发现，早隔离，
及时治疗就不会出现大问题。
感染的人群早锁定，
加强防护，病毒传染没了途径。
只要大家少出门儿、少聚集，

病毒传播不了只能坐以待毙干着急。
人民战争已打响，
我们身边没有硝烟处处是战场。
从社区，到医院，
高速路口火车站，
商场市场电影院
农村企业敬老院，
消毒隔离细查看，
到处都有党员带头干，
他们抗击疫情当模范。
人民战争有威力，
我们一定能战胜疫情创奇迹。
咱们工人农民学生干部党员群众
上下下下众志成城来作战，
一定把新型冠状病毒的魔爪给斩断，
为抗击疫情做贡献！
多难兴邦，祖国的明天更灿烂！

快板

病毒开会

作者：任健

打竹板儿抖精神儿，
我不唱老段唱新词儿，
唱一段新冠病毒开大会，
您听听病毒说话哏儿不哏儿。
小的们，关好门儿，
咱们开会有主题儿。
如今形式不太好，
我发现你们一个一个没了神儿。
怎么见了困难就退缩？
真不如中华民族这群人儿。
咱们刚开始，在动物身上起的家，
又碰上一些馋嘴的人儿。
原打算借着过年人流大，
这么多的人要出门儿。
咱们新冠病毒了不起，
借着咳嗽喷嚏传染人儿。
瞬间暴发引起轰动，
我觉得咱们大获全胜没问题儿。
那时候谁都不敢去武汉，
武汉成了一个大难题儿。
谁曾想有个老头他不怕，
他还带着一群人儿，
我仔细打听才知道，
他就是17年前把SARS弄死的那个人儿，
这个家伙名叫钟南山，
三个字听听都掉魂儿。
还有一个女的叫李兰娟，
他们建议封城可气煞人儿。
又号召个人宅在家，

大过年的不出门儿。
打这儿开始，咱们的工作就不利啊，
整天就听你们练嘴皮儿，
工作一点儿没进展，
我这才开会拢拢神儿。
昨天我让秘书出门去调研，
了解还有什么新问题儿。
咱根据情况出主意，
也想办法下个文儿。
这小子八成回不来了，
那咱就讨论讨论说说情况提提神儿。
有一个病毒说："报告大王不太好，
武汉这里出了大难题儿，
从除夕那天到现在，
前后又来了好多人儿。"
"不对，不是已经封了城吗？
怎么可能又来这么多人儿？"
"不知道啊，他们有的坐火车，
有的坐飞机，还有的汽车拉响笛儿，
我看少说有好几千，
那行李也有几车皮儿。"
"嗯，好，有人敢来那就好，
这个信息真不离儿。"
"啥呀，他们个个嘴上戴口罩儿，
身上穿着防护衣儿，
下车就往医院跑，
打得我们措手不及儿。"
"闭嘴！大过年的说丧气话，
这个消息可不吉利儿。

唉，一下子来这么多，
哪里能安排这么多人儿？"
　"在武汉又盖了两家大医院？
还有方舱医院一下子能安排几千人儿，
我听说他们陆续还会来武汉，
大王可得留点神儿。"
他们全都来武汉，
那其他地区可有成绩儿？
　"大王啊别提了，全国各地都很严，
咱根本站不稳脚后跟儿。
社区挨户去排查，
谁家也不去外人儿，
我有心想躲一躲，
恐怕过一阵儿还不如这一阵儿，
他们天天都消毒，
那东西实在呛鼻子儿，
我看用不了几天准麻烦，
外边的弟兄准断气儿。"
　"闭嘴，你说的还不如他说的好，
你就不会动动脑子费费神儿，
寒假有这么多培训班，
庙会集会这么多人儿，
工人过了年都回工厂，
学校还有些不讲卫生的小孩子儿，
怎么能没有机遇啊？
你……你让我着急不着急儿？"
　"别急了，中国政府很果断，
世界第一没问题儿，
开学推迟不进学校，

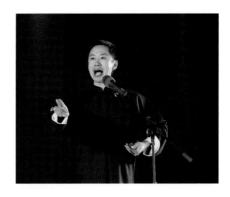

任健

中国曲艺家协会会员，山东省曲艺家协会理
事，潍坊市文化馆曲艺专业干部，泰山奖、
星光奖获得者

孩子最近家里学习儿。
庙会节会全不搞，
工厂上班，体温高了不让进门儿。"
　"对，我听说还有人正在研究疫苗，
到时候咱就更没神儿了，
依我说咱快投降吧，
别撑着等死烦煞人儿。"
病毒的讨论还没结束，
就听到消毒车拉汽笛儿，
眼瞅就有一出好戏，
病毒想跑也来不及儿。
这就是病毒大会一个小段，
咱们期待战胜病毒早来到。
老百姓个个都是健康人儿。

快板

单车返岗

作者：李贵才　　演唱：肖立

立春时节百花香，
抗疫又谱新篇章。
公安县杨家码头村，
一家三口闹嚷嚷。
（白）"爸，您听我说。"
（白）"说什么说？不行！
现在武汉闹疫情，
封路封城又封江。
别人想躲还来不及，
你怎么这个时候想返岗啊？"
（白）"爸，我们科室就俩人，
化验科室非常忙，
俺同事今年五十八了，
从早到晚忙后晌。"
她妈妈一旁生了气，
双手掐腰开了腔：
（白）"你休年假早批准了，
不去上班理应当。
再一说，我们就你一个孩儿，
万一被感染，俺这辈子就没指望了。
你要敢去别回来，
从此再也别喊娘了。"
老妈妈扑簌扑簌地掉眼泪，
老爹他滋啦滋啦抽着香烟蹲一旁。
如意她年轻有为有志向，
语重心长劝多娘：
（白）"爸，妈！
您二老的心情我理解，
可我们，要顾全大局想前方，

钟南山，八十四岁又出征，
全国各地，
成千上万的白衣天使来帮忙。
我要是待在家里当逃兵，
岂不是，
愧对了武汉的同事同乡和同行啊。"
（白）"孩子，
医院不缺你一个，
没有你，明天照样出太阳。"
小如意眉清目秀瘦高个儿，
说出话来挺倔强。
（白）"爸，妈。
俗话说：众人拾柴火焰高，
您说这话欠思量。
您常说，十七年前闹非典，
白衣战士到村庄。
又消毒，又宣讲，
保住了咱村的安康。
您送我大学去学医，
不就是，为治病救人又扶伤吗？"
老妈妈一听泄了气，
（白）"我不管啦，
这事和你爸商量。"
（白）"爸！"
（白）"哎，你别说了，
其实你责任在肩俺知道，
俺只是心里疼得慌。
主要是，咱村离武汉六百里，
没车没船咋过江啊？"

（白）"爸，咱村离县城二十里，
我到县城就方便了。"
爷两个，在斑竹垱镇办了证，
到县城，交通封闭难起航。
老爸要送女儿把班上，
如意她，大拇指一伸拍胸膛：
（白）"爸，我今年已经二十四，
你就让我，大风大浪闯一闯，
再一说，你通行证明天就过期，
再晚了封村难回乡了。"
小如意，坚决不让爸爸送了，
毅然决然，单车独行路漫长。
二月一日十三点，
来到荆州大桥旁。
大桥完全被封闭，
桥头堆土成山岗。
别说车子过不去了，
就是人，也得脚蹬手扒四肢忙。
小如意，意志强，
存上车子，徒步过桥不慌忙。
从一点走到三点钟，
从三点走到落太阳。
渴了喝瓶矿泉水，
饿了饼干当干粮。
风餐露宿人无助，
风吹雨打湿衣裳。
她扫了个单车继续走，
骑着单车直摇晃。
她骑着单车往前走，

过了一村又一庄。

一路上，不见两旁好景色，

只有孤独好凄凉。

一路上，不见行人和车辆，

只有自己路中央。

一路上，不见路灯闪闪亮，

只有星星和月光。

一路上，手机领航往前闯，

哪怕猛虎与豺狼。

她义无反顾往前奔，

浮想联翩见曙光。

她看到了，多少样品等化验，

她看到了，多少同事昼夜忙。

她看到了，多少病人在期盼，

她看到了，多少病号泪汪汪。

想到此，浑身上下一股劲，

晚八点跟跟跄跄到潜江。

这举动，震撼了我们所有人，

这举动，诠释着责任与担当。

这举动，震惊了交警来服务，

这举动，感动了的哥来帮忙。

下车后，再骑单车过大桥，

继续前行头高昂。

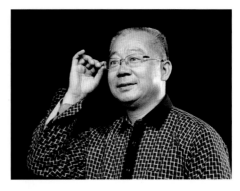

李贵才

中国曲协会员，山东省曲协会员，聊城市曲协副
主席。自幼痴迷曲艺表演与创作，先后师从山东
快书高派传人张明东和著名快板书表演艺术家张
志宽先生

走了四天并三夜，

二月四号，如期上岗受表扬。

马不停蹄上战场，

誓把那新冠肺炎消灭光。

这就是，单车返岗一个小段，

下一回，如意工作创辉煌。

西河大鼓

没有硝烟的保卫战

作者：尚荣英 陈建华 演唱：尚荣英

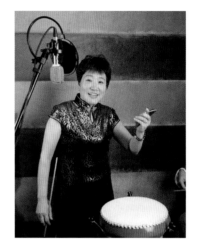

打起了鼓板儿
三弦儿慢慢地弹
单说春节到来的那几天
家家户户准备把年过
没想到，新冠病毒突发在武汉
这种病毒似猛虎
严防死守要把好关
要打赢一场攻坚战
举国上下齐动员
各级政府定方案
社区街道落实全
各种聚会都取消
各种活动都停办

发现疫情早防范
切断病毒传染源
要做到，勤洗手，勤通风
不信谣，不传谣
不聚会，不聚餐，酒精 84 要备全
不走亲，不串友，微信视频拜大年
待在家里别乱走
多喝水，多吃素
口罩千万要戴严

不给政府把麻烦添
相关知识要知道
众人预防是关键
白衣天使冲锋陷阵
大爱无疆，一马当先
舍小家顾大家，爱心奉献
八旬的院士冲在前
为逆行者们来点赞
抗战疫情，重任在肩
各族人民齐参战
众志成城，严防死守渡难关
党中央英明又果断
一方有难，八方支援
调配人力和物资
连夜奔赴大武汉
疫情防控，人人有责
要打赢没有硝烟的保卫战
相信人民，相信党
华夏儿女不怕难
万众一心加油干
越是艰险越向前
齐心协力把病毒战
共创美好的新家园

戏剧家在行动

五音戏

最美逆行者

演唱者：吕凤琴

推送单位：淄博市五音戏剧院

京歌

水龙吟 · 新出征

演唱者：李保良

推送单位：济南市京剧院

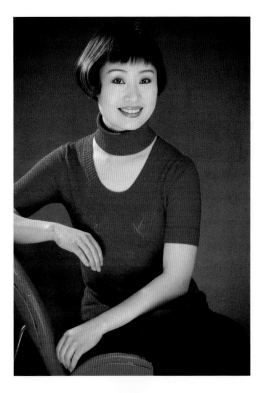

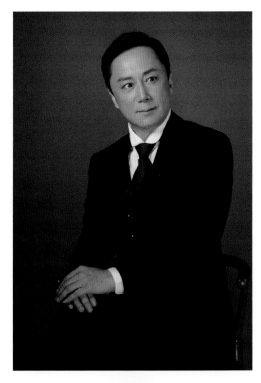

柳琴戏

万众一心迎春光

演唱者：刘莉莉

推送单位：临沂市柳琴戏传承保护中心

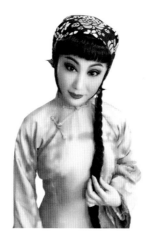

京剧

大爱前行

演唱者：刘建杰、翟萍、张国辉、吴雪婧等

推送单位：山东省京剧院

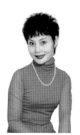 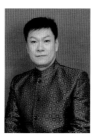 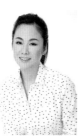 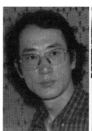 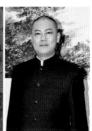 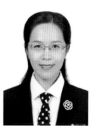

翟萍　　　　刘建杰　　　　吴雪婧　　　　于建民　　　　张国辉　　　　臧宝荣

莱芜梆子

万众一心托起生命的太阳

演唱者：刘刚、李伟、魏勇、亓辉

推送单位：济南市莱芜梆子艺术传承保护中心

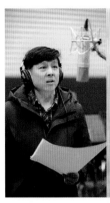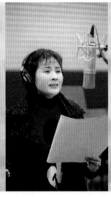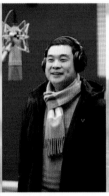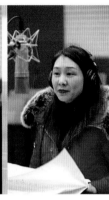

吕剧

万众一心托起中华复兴

演唱者：傅焕涛、王全寿、盖勇、吴建军、吕淑娥、姚洁、孙学凤、张娜

推送单位：山东省吕剧院

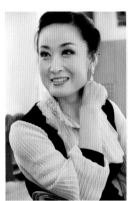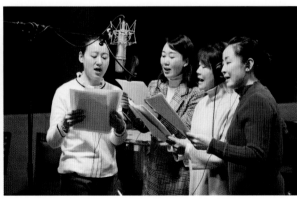

莱芜梆子小戏

菜农的心愿

演唱者：李丛、孙一民、曹伟杰

推送单位：济南市莱芜梆子艺术传承保护中心

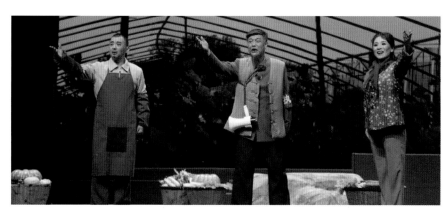

大平调

做人必须守规矩

演唱者：何西良

推送单位：菏泽市戏剧家协会

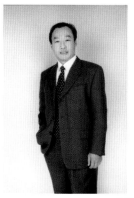
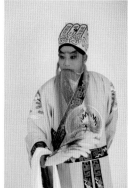

何西良

京剧

春来疫去同欢庆

演唱者：段晓羚

推送单位：山东艺术学院戏曲学院

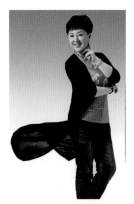

京歌

抗疫路上

演唱者：刘佳、苏旭、杨帆

推送单位：青岛市戏剧家协会

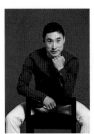 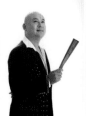 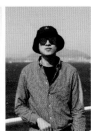 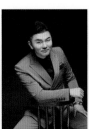 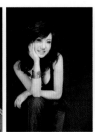 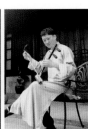

巩发艺　　　刘佳　　　牟善良　　　苏旭　　　杨帆　　　赵伟

吕剧戏歌

此心安处

演唱者：张明霞等

推送单位：滨州市戏剧家协会

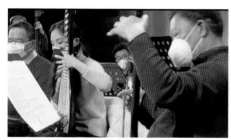 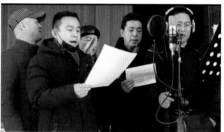

吕剧小戏

推迟的婚期

演唱者：彭莉媛、陈明、王全寿、闫虹

推送单位：山东省吕剧院

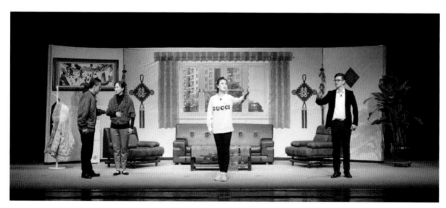

柳子戏

杏林高奏凯歌还

演唱者：陈媛

推送单位：山东省柳子戏艺术保护传承中心

山东梆子

众志成城战凶顽

演唱者：田迎春

推送单位：聊城市戏剧家协会

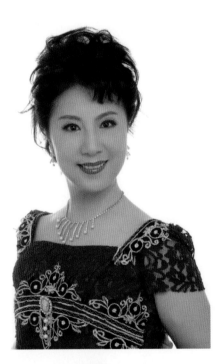

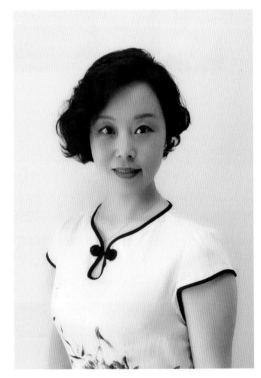

山东梆子

同赴使命肝胆照

演唱者：杜玉珍

推送单位：济宁市戏剧家协会

京剧

万众一心渡难关

演唱者：陈红娟

推送单位：聊城市戏剧家协会

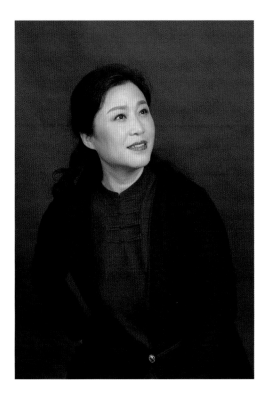

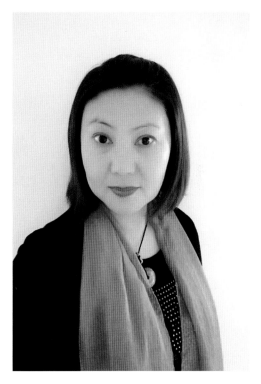

民艺家在行动

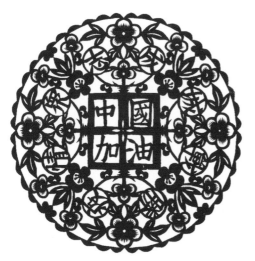

剪纸《中国加油》张学云

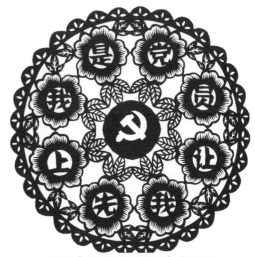

剪纸《我是党员我先上》李秀君

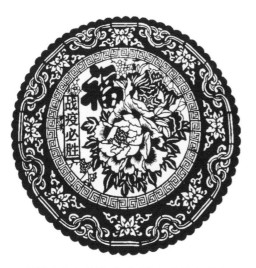

剪纸《众志成城 战"疫"必胜》史学俊

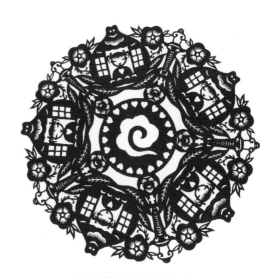

剪纸《等你回家》武金风

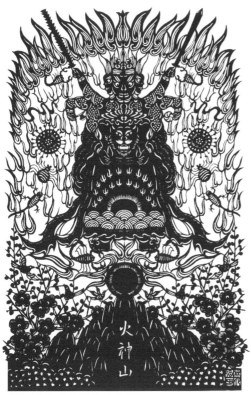

剪纸《天佑中华》林化强

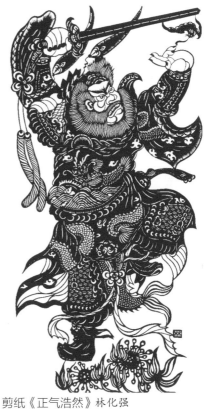

剪纸《正气浩然》林化强

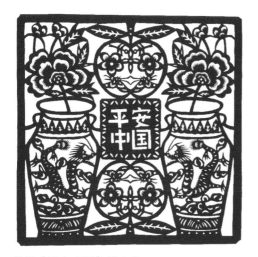

剪纸《平安中国》谭业芬

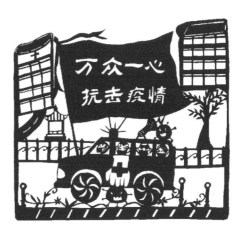

剪纸《万众一心 抗击疫情》胡忠芳

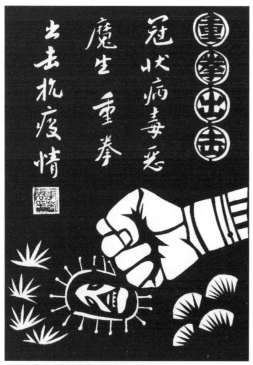

剪纸《重拳出击》李秀君

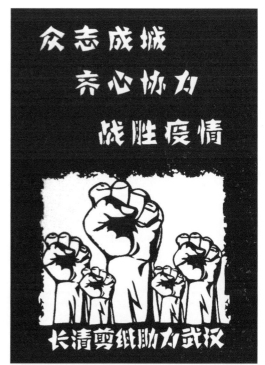

剪纸《助力武汉》王鑫

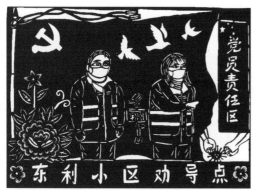

剪纸《党员责任区》李爱芹

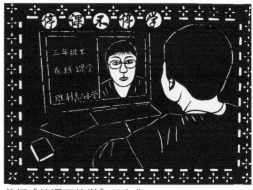

剪纸《停课不停学》闫文华

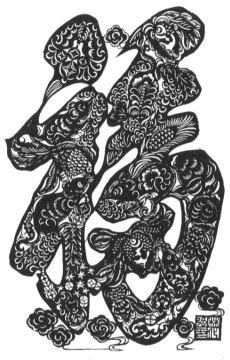

剪纸《五福临门》林化强

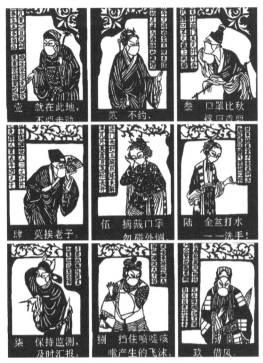

剪纸《严防疫情 人人有责》王敬英

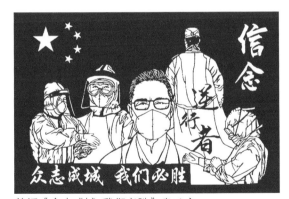

剪纸《众志成城 我们必胜》张跃广

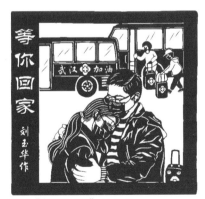

剪纸《等你回家》刘玉华

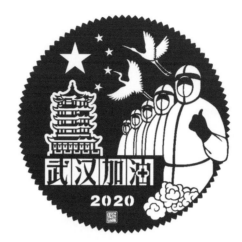

剪纸《武汉加油》梁巧艳

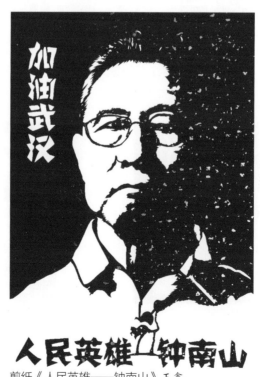

剪纸《人民英雄——钟南山》王鑫

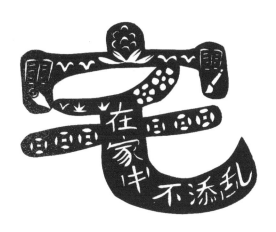

剪纸《宅》王秀真

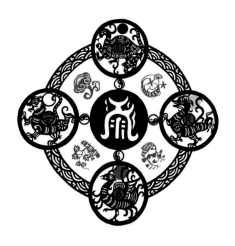

剪纸《国泰民安》武金凤

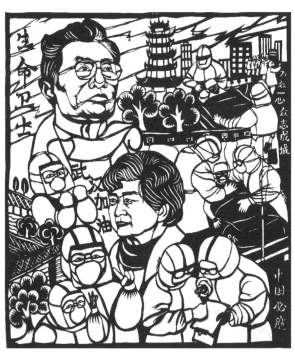

剪纸《生命卫士》乔丽

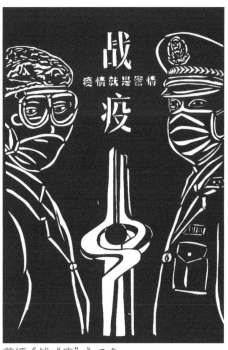

剪纸《战"疫"》王鑫

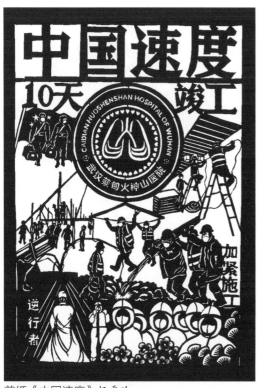

剪纸《中国速度》杨秀玲

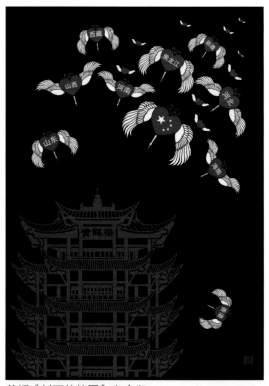

剪纸《封不住的爱》张建彬

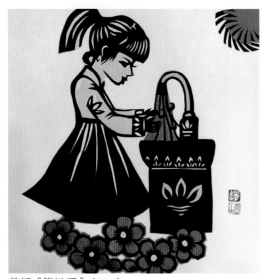

剪纸《勤洗手》赵玉文

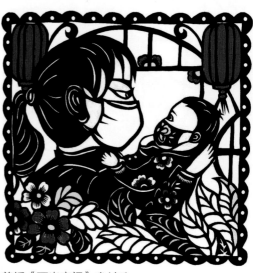

剪纸《不出家门》张树凤

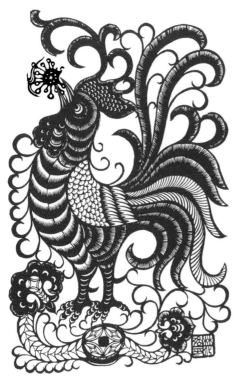

剪纸《吉祥中国》林化强

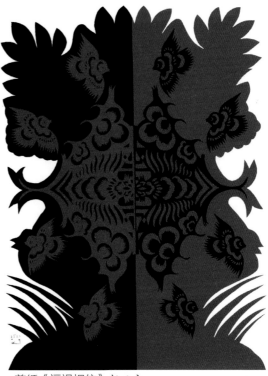

剪纸《福祸相依》赵玉文

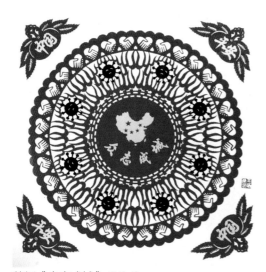

剪纸《众志成城》王培兰

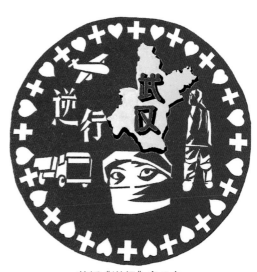

剪纸《逆行》高欣卡

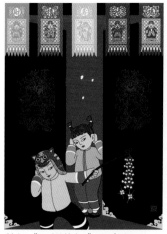

剪纸《五福临门》张建彬

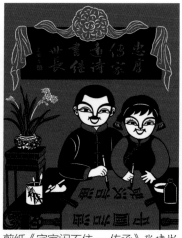

剪纸《宅家闲不住——传承》张建彬

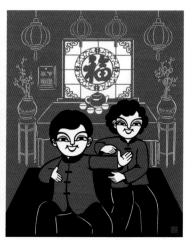

剪纸《宅家闲不住——健身》张建彬

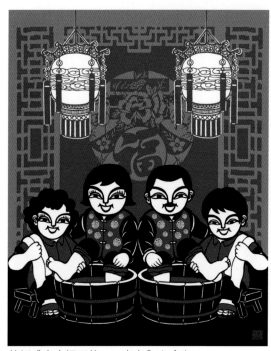

剪纸《宅家闲不住——孝老》张建彬

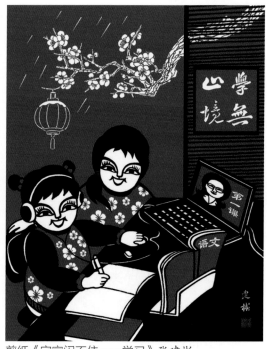

剪纸《宅家闲不住——学习》张建彬

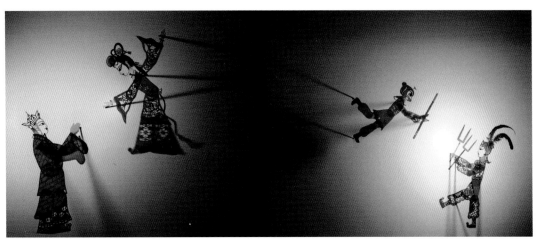

皮影戏《斩妖魔》李娟

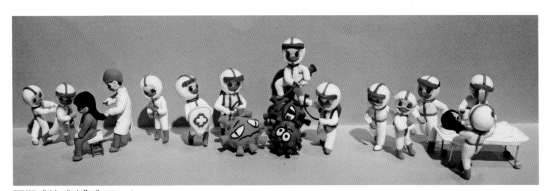

面塑《战"疫"》孙玉红

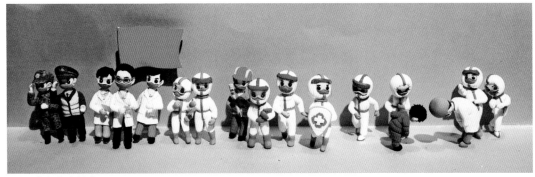

面塑《众志成城》孙玉红

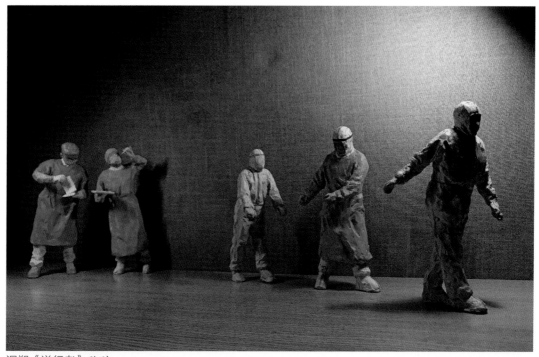

泥塑《逆行者》孙刚

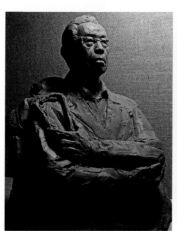

泥塑《民族脊梁钟南山》孙刚

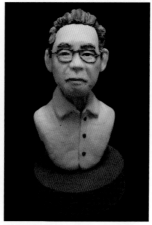

面塑《钟南山像》时海峰

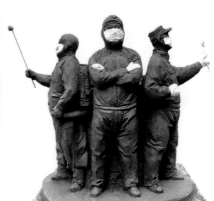

泥塑《勇士》赵东民

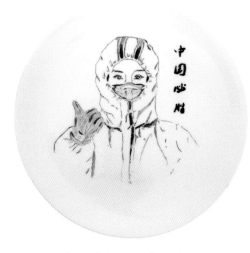

刻瓷《中国必胜》高建忠

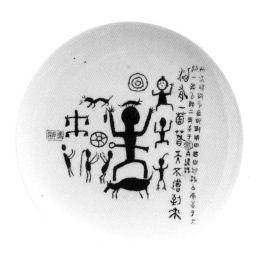

刻瓷《没有一个春天不会到来》冯显

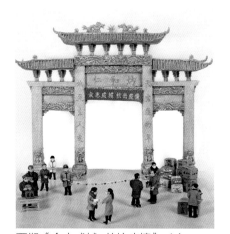

面塑《众志成城 共抗疫情》刘杰

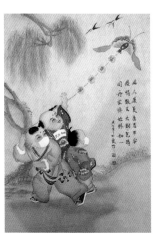

扑灰年画《国泰民安》吕臻立

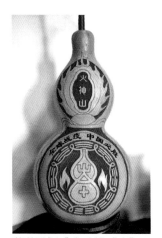

葫芦雕刻《全球战"疫"
中国必胜》杨秀文

沙画家在行动

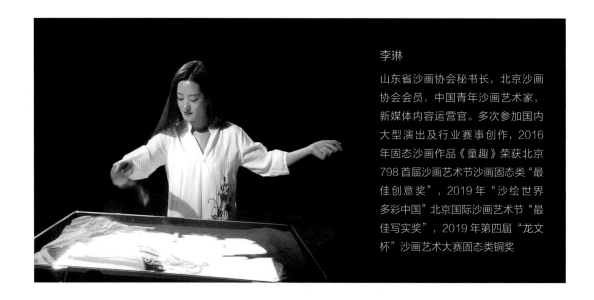

李琳

山东省沙画协会秘书长，北京沙画协会会员，中国青年沙画艺术家，新媒体内容运营官。多次参加国内大型演出及行业赛事创作，2016年固态沙画作品《童趣》荣获北京798首届沙画艺术节沙画固态类"最佳创意奖"，2019年"沙绘世界多彩中国"北京国际沙画艺术节"最佳写实奖"，2019年第四届"龙文杯"沙画艺术大赛固态类铜奖

沙画 MV

中国脊梁

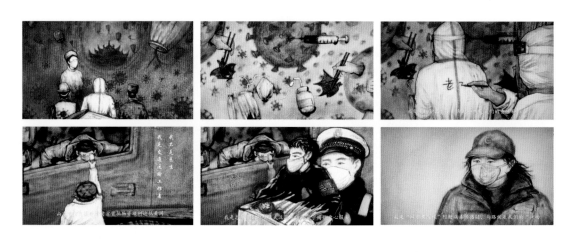

沙画 MV

最美天使

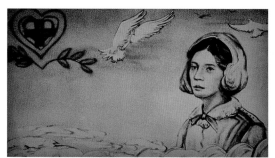
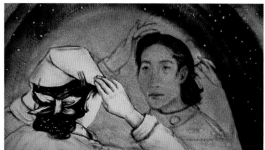

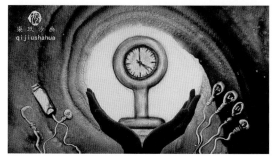
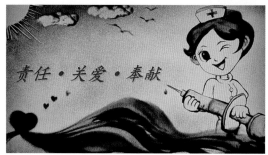

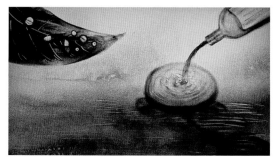
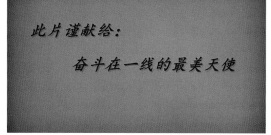

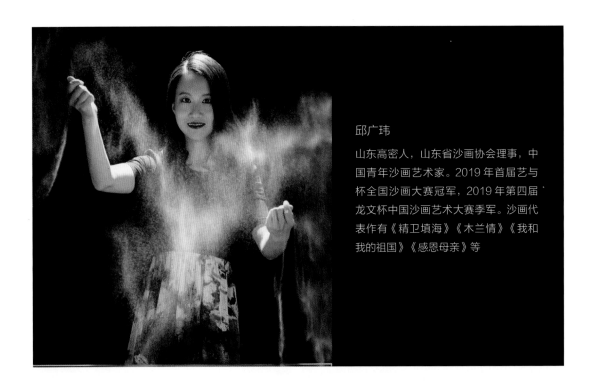

邱广玮

山东高密人,山东省沙画协会理事,中国青年沙画艺术家。2019年首届艺与杯全国沙画大赛冠军,2019年第四届龙文杯中国沙画艺术大赛季军。沙画代表作有《精卫填海》《木兰情》《我和我的祖国》《感恩母亲》等

沙画 MV

春天在路上

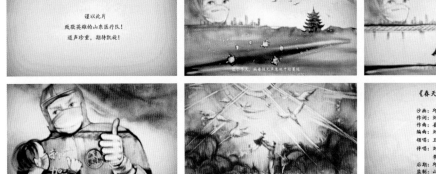

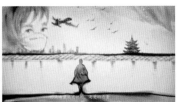

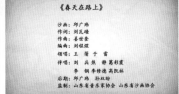

沙画 MV

口罩后面的美

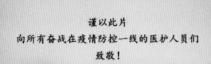

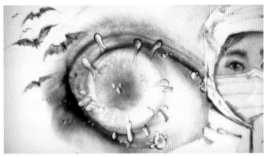

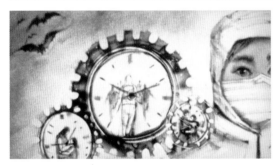

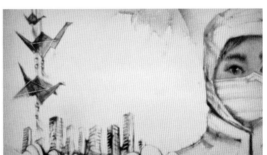

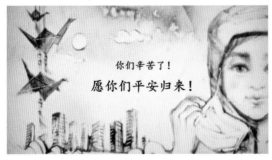

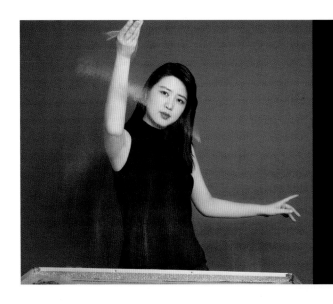

孙霖

山东青岛人，山东省沙画协会副会长，北京少儿沙画教育委员会委员，北京沙画协会会员，中国青年沙画表演艺术家。舟山首届全国沙画大赛季军，第三届"龙文杯"全国沙画大赛冠军。代表作有《中秋传说》《鹊桥会》《鹤魂》《飞鸟与鱼》《九月天使，爱洒人间》《青岛印记》《关注溺水儿童》《新中国成立 70 周年献礼》《乐活》《动画城》《那些你很冒险的梦》等

沙画 MV

爱不隔离

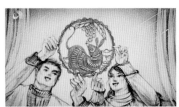
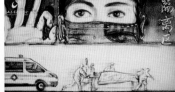
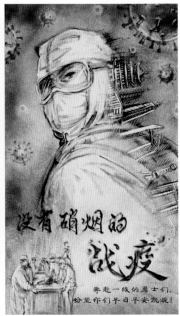
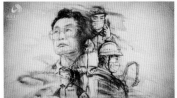
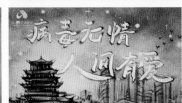
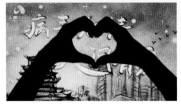
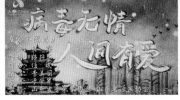

沙画 MV

平凡人的不平凡

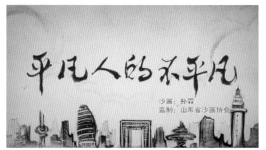

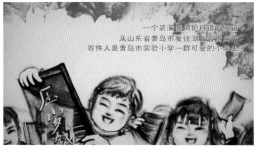

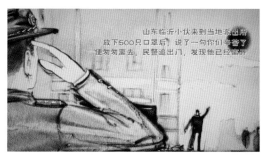

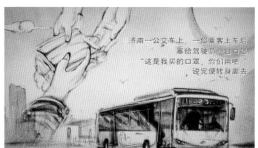

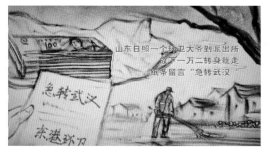

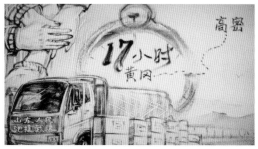

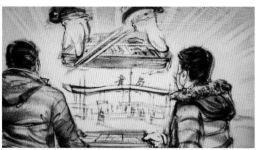

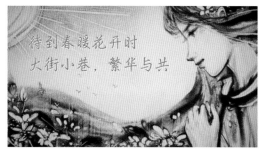

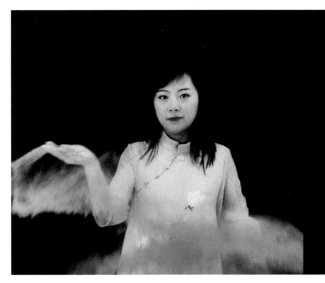

袁开钟

山东临邑人，山东省沙画协会会员，中国青年沙画艺术家。2012年获得中国舟山首届沙画大赛优胜奖，2018年"龙文杯"第三届中国沙画艺术大赛成人沙画表演组亚军，2018年第三届中国沙画锦标赛成人动态组亚军，2019年丝路青年沙画国际大赛第五名（最具潜力奖）。沙画代表作有《扳倒井宣传广告》《保护地球一小时》《狄仁杰电影系列》《川越十年》等

沙画 MV

冬已尽，春可期

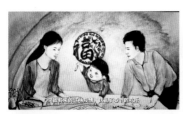
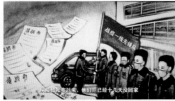
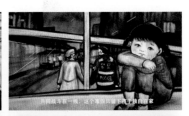
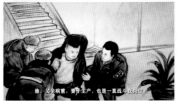
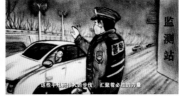
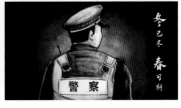

沙画 MV

最美的逆行

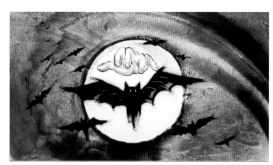

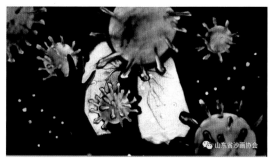
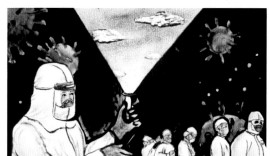

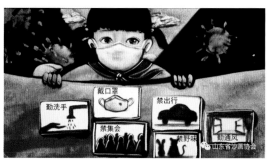
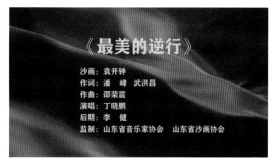

魔术师在行动

魔术

武汉加油，团圆有期

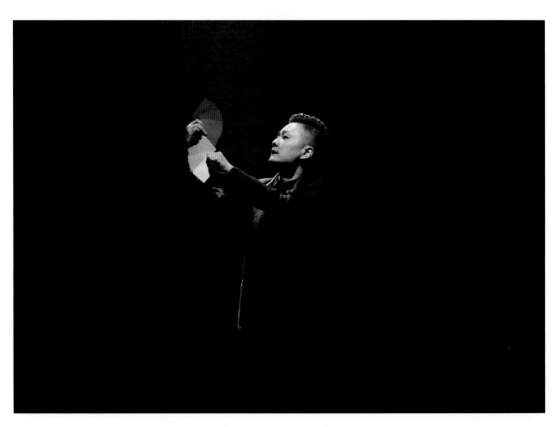

靳雨蒙

青年魔术家，曾荣获 2015 年全国首届网络魔术大赛冠军、
2016 年山东省青年魔术大赛三等奖、2019 年北京第十届
CMUC 魔术大赛舞台组冠军、2019 年第八届广东 GMA 暨粤
港澳公开选拔赛舞台组冠军等多项专业魔术大赛大奖

魔术
战"疫"时刻

魔术
疫末

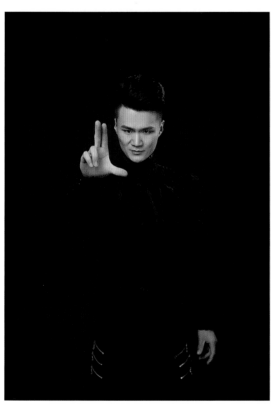

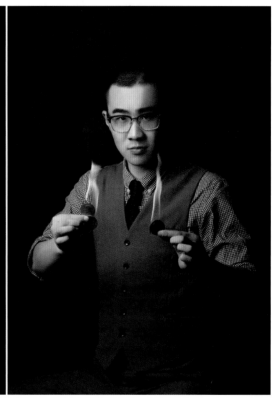

刘宇

青年魔术家，在第四届百戏奖全国杂技魔术
大赛、中国宝丰第六届全国魔术大赛、北京
欢乐谷国际魔术节全国魔术精英挑战赛等赛
事中荣获金奖，两次获山东省"泰山文艺奖"

刘明军

山东省杂协会员，大学期间担任临沂大学魔
术协会会长，第二届山东省青年魔术研修班
成员

朗诵家在行动

山东担当

作者：周永贺

李敏

历史的长河

在不停地流淌

有宁静祥和

也有洪流巨浪

王乐斌

我们总是

在风浪中 凝聚力量

在磨难中 收获胜利的曙光

徐宁

我们总是

在黑暗里 找寻黎明

看雪飘扬 看春天最美的模样

侯波

黄鹤楼上

那随风响起的编钟

是否依然 那么动听悠扬

王斐

大运河畔

那淳朴善良的儿女

双眼之中 永远藏着希望

王海燕

"最后一把米，用来做军粮；

最后一尺布，用来做军装；

最后的老棉被，盖在担架上；

最后的亲骨肉，含泪送战场。"

马树声

当这首沂蒙的歌谣

在齐鲁大地被再次唱响

集结待命的车队

一辆接着一辆汇成爱的海洋

刘仲颢

当狰狞嘶吼的瘟神

露出獠牙 撕下层层伪装

【合】

我们血脉之中

我们血脉之中

王建妮

流淌着的山东精神

开始重新闪耀她的熠熠光芒

周忠良

当全民战斗的号角

在支援前线人群中吹响

【合】

我们奔赴战场

我们奔赴战场

仇环环

那柔情似火的霞光

开始和着梦想铺满整个东方

【合】

疫区缺菜 我们来送

疫区缺粮 我们来送

你们在疫区 我们在山东

你们在前方 我们在后方

马凯

闻令而动

我们展现出大省担当

张骁将

闻令而动

我们装载起满车希望

刘尚春

我们把冬日的暖阳送到战场

李莉

我们把一颗颗真心送到战场

孙良

令出如山

我们万千同行逆流而上

苗龙凯

令出如山

我们奏响一曲战疫交响

文静

我们从一个省穿过另一个省

王雷

我们从一个地方赶到另一地方

【男合】日夜兼程 星火驰援
【女合】共担风雨 手足守望

邱广民

我们以最快的速度
与时间赛跑与死神较量

韩玉

临危不惧
穿行奔劳在隔离病房
攻坚克难
每分每秒都接受着生死考验

【合】

同胞们，放心吧

张广良

山东蔬菜都在地里生长

【合】

亲人们，放心吧

王芳

医疗物资正在赶来的路上

李溶

温暖的春风抚慰人心
皎洁的月光不会悲伤

杨复

缺什么你说话
缺多少你说话
缺什么我们就送什么
"硬核"式援助一如既往

李炜涓

1700 多名白衣天使
已经把队伍排得很长很长

翟兵

看，那个年轻女护士
剪下了心爱的长发

晨阳

看，那个年轻男医生
点燃了生命的火炬

康玉东

看，第 13 批医疗队
也收拾好了行装

【合】

他们，他们
希望把更多的人照亮

邓凯元

2164 万只防护口罩
已经全部分发到每个人手上

张妍

看，那个淄博老乡
捐出了一辈子的积蓄

周达

看，那个蔬菜大王
把 13 吨蔬菜连夜送往黄冈

赵启男

看，即将出发的大车
又把黑夜照得通亮

【合】

他们，他们
希望给更多的人保障

张顺

又是数百万吨的蔬菜等待出仓

赵晋

又是充满爱意的善款就在路上
……

王国庆

所爱隔山海
山海皆可平

徐岚

你们战斗在前方
我们守护着后方

张建锋

1亿多双眼睛从黄河
亲切地深情地注视着长江
"火神山""雷神山"的背后
也有山东老乡默默贡献力量

曹宁

无数封感谢信从前方
艰难地激动地送到了后方
看着堆积如山的信件
我们眼中同样闪烁着泪光

薛猛

因为仗义相帮
有人说
·我们像极了泰山石敢当

乔兴宁

因为倾囊相助
有人说
我们担得起中国的脊梁

程娟

其实
我们是黄河和长江
一个后方一个前方

张晋青

我们是泰山的挑山工
只想守护每一处有亲人的地方

任向军

我们是汇聚一起的微光
把阴霾和黑暗遮蔽的疫区照亮

孙美琳

温暖的春风抚慰人心
只想你安好我也无恙

郝厚元

倾囊相助只因血脉相连
齐心勠力只待春暖花开

刘海萍

我是一名山东医生
我主动请缨
来到疫情最危险的地方

李斌

我是一名山东交警
我自愿守在高速入口
无惧雨雪风霜

韩喜

我是一名山东快递员
我每天为上千人输送着
生活下去的希望

夏凡斐

我是一名山东网格员
我和27万名同事
守护8万多个社区村庄

李莎

我是一名山东主持人

我要用声音鼓舞人心
传递爱和力量

王翔

我是一名山东志愿者
我和那200万人一样
奔走大街小巷

李甜

我是一名山东学生
我把白衣天使、抗疫英雄
当作心中的榜样

黄波

我是一名山东老农
精心挑选出一筐筐蔬菜
运送到同胞亲人的身旁
……

【合】

我们,我们
我们只想用爱守护健康
我们,我们
我们只想尽一点微薄力量

戴晋

危难关头
我们要筑起中国的铁壁铜墙

田燕

祖国需要
我们要贡献山东的所有力量

蒋文祥

疫情就是命令

担当就是使命

我们时刻关注着前线战况

我们始终对同胞惦念不忘

高源

捐物资，上战场

同风雨，共战疫

全省人民都与疫情剑拔弩张

全省上下都与时间赛跑较量

董旋

那按满鲜红手指印的请战书

此刻还安静地躺在办公桌上

那一张张还稍显稚嫩的脸庞

竟然找不出一丝一毫的慌张

常庆

危难时刻

我们挺身而出

一面面红色旗帜迎风飘扬

张延蕾

疫情期间

我们勇敢担当

一道道温柔目光含情绽放

汪沛

危难时刻

我们站立的地方

就是力量汇聚的地方

李钦君

疫情期间

我们汇聚的地方

就是战疫必胜的地方

【合】

疫区缺菜，我们来送

疫区缺粮，我们来送

你们在前方，我们在后方

你们在前方，我们在后方

王绍钟

运筹帷幄顾全大局

令出如山闻令而动

我们不忘大省担当

我们献出所有力量

许雁

也正是因为

我们的担当

我们看到了春天的模样

景然

也正是因为

我们的担当

我们望见了胜利的曙光

贺华

你们战斗在前方

我们守护在后方

我们等着如约而至的春天

我们想要所有人健康无恙

郭幼鹏

你们战斗在前方

我们守护在后方

我们用爱凝聚着山东力量

我们信心百倍打赢这场仗

【合】

胜利在前方，山东敢担当

山东敢担当，胜利在前方

策　划：

周永贺　山东省朗诵艺术家协会会员，90后青年词作家

朗　诵：（按朗诵顺序排序）

李　敏　山东省朗诵艺术家协会主席，山东广播电视台播音指导

王乐斌　山东省朗诵艺术家协会副主席兼秘书长，山东广播电视台主任播音员

徐　宁　山东省朗诵艺术家协会理事，济南人民广播电台节目主持人

侯　波　山东省朗诵艺术家协会副主席，山东广播电视台主任播音员

王　斐　山东省朗诵艺术家协会常务理事，曲阜朗诵艺术家协会主席

王海燕　山东省朗诵艺术家协会常务理事，山东青年政治学院教授

马树声　山东省朗诵艺术家协会常务理事，山东传媒职业学院播音主持系党支部书记

刘仲颢　山东省朗诵艺术家协会理事

王建妮　山东省朗诵艺术家协会理事，烟台市朗诵艺术家协会副主席兼秘书长

周忠良　山东省朗诵艺术家协会副主席，菏泽朗诵艺术协会会长

仇环环　山东省朗诵艺术家协会会员，济南市章丘区委宣传部

马　凯　山东省朗诵艺术家协会副秘书长，山东广播电视台主持人

张骁将　山东省朗诵艺术家协会会员，山东艺术学院播音与主持艺术专业教师

刘尚春　山东省朗诵艺术家协会会员，莱州广播电视台编导

李　莉　山东省朗诵艺术家协会会员

孙　良　山东省朗诵艺术家协会理事，山东青年政治学院副教授

苗龙凯　山东省朗诵艺术家协会理事，中国电视艺术家协会会员

文　静　山东省朗诵艺术家协会理事，第六届全国金话筒提名奖

王　雷　山东朗诵艺术家协会会员，山东交通广播主持人

邱广民　山东省朗诵艺术家协会常务理事，聊城市朗诵艺术家协会主席

韩　玉　山东省朗诵艺术家协会理事，淄博市广播电视台播音指导

张广良　山东省朗诵艺术家协会理事，山东广播电视台乡村广播主持人

王　芳　山东省朗诵艺术家协会理事，公安局交警支队历下区大队交通科民警

李　溶　山东省朗诵艺术家协会会员，济南铁路局电视台总编室副主任

杨　复　山东省朗诵艺术家协会理事，山东省质监局原副局长

李炜涓　山东省朗诵艺术家协会理事，济南铁路文化宫指导员

翟　兵　山东省朗诵艺术家协会理事，山东省话剧院演出一团团长

晨　阳　山东省朗诵艺术家协会理事，山东广播电视台主任播音员

康玉东　山东省朗诵艺术家协会理事，山东传媒职业学院教授

邓凯元　山东省朗诵艺术家协会会员，山东传媒职业学院播音主持专业教师

张　妍　山东省朗诵艺术家协会理事，山东广播电视台乡村广播主持人

周　达　山东省朗诵艺术家协会会员，聊城市朗诵艺术家协会理事

赵启男　山东省朗诵艺术家协会理事，山东建筑大学退休教授

张　顺　山东省朗诵艺术家协会理事，青岛市朗诵艺术家协会副秘书长

赵　晋　山东省朗诵艺术家协会会员，山东广播电视台编导

王国庆　山东省朗诵艺术家协会理事，青岛市朗诵艺术家协会副主席兼秘书长

徐　岚　山东省朗诵艺术家协会理事，经典诵读国家级骨干教师

张建锋　山东省朗诵艺术家协会常务理事，山东省歌舞剧院国家一级演员

曹　宁　山东省朗诵艺术家协会常务理事，滨州市朗诵艺术协会主席

薛　猛　山东省朗诵艺术家协会副秘书长，山东卫视《调查》节目主持人

乔兴宁　山东省朗诵艺术家协会理事，山东教育卫视主持人

程　娟　山东省朗诵艺术家协会会员，济南儿童艺术剧院演员

张晋青　山东省朗诵艺术家协会常务理事，青岛市朗诵艺术家协会主席

任向军　山东省朗诵艺术家协会理事，青岛市广播电视台主任播音员

孙美琳　山东省朗诵艺术家协会理事，山东青年政治学院教师

郝厚元　山东省朗诵艺术家协会会员，山东省文联办公室

刘海萍　山东省朗诵艺术家协会理事，济南市朗诵家协会副主席

李　斌　山东省朗诵艺术家协会常务理事，威海市朗诵协会主席

韩　喜　山东省朗诵艺术家协会理事，淄博市朗诵协会执行主席

夏凡斐　山东省朗诵艺术家协会理事，山东省话剧院演员团副团长

李　莎　山东省朗诵艺术家协会会员，山东广播电视台《问政山东》节目主持人

王　翔　山东省朗诵艺术家协会理事，山东省话剧院优秀青年演员

李　甜　山东省朗诵艺术家协会会员，青岛市朗诵艺术家协会常务理事

黄　波　山东省朗诵艺术家协会会员，菏泽朗诵艺术协会副会长

戴　晋　山东省朗诵艺术家协会理事，山东广播电视台主持人

田　燕　山东省朗诵艺术家协会理事，威海市朗诵协会副主席

蒋文祥　山东省朗诵艺术家协会理事，曲阜朗诵艺术家协会艺术指导

高　源　山东省朗诵艺术家协会理事，山东广播电视台综合广播主持人

董　旋　山东省朗诵艺术家协会监事长，山东省话剧院副院长

常　庆　山东省朗诵艺术家协会常务理事，山东师范大学文学院副院长

张延蕾　山东省朗诵艺术家协会理事，泰安市广播电视台《泰安新闻》播音员

汪　沛　山东省朗诵艺术家协会理事，滨州市朗诵艺术协会副主席

李钦君　山东省朗诵艺术家协会理事，山东艺术学院副教授

王绍钟　山东省朗诵艺术家协会理事，山东省总工会原党组成员、纪检组长

许　雁　山东省朗诵艺术家协会常务理事，山东广播电视台主任播音员

景　然　山东省朗诵艺术家协会副主席，烟台市朗诵艺术家协会主席

贺　华　山东省朗诵艺术家协会副主席，济南广播电视台主任播音员

郭幼鹏　山东省朗诵艺术家协会常务理事，济南广播电视台主任播音员

为了生命

作者：杨复　朗诵：李敏、王乐斌

【作者的话】

2019 年年底到 2020 年年初，一场扰动全国人民的疫病——新型冠状病毒肺炎从武汉开始，向全国蔓延！所有人都被惊动了，大家都以不同方式投入了抗击疫病的斗争。此时，我和老伴正在休斯敦。我们从各种信息渠道不断得到疫情信息，更关注着全国人民在党中央国务院领导下积极抗击疫病的情况。我们被以战斗在第一线的医疗队为代表的抗击疫病救援大军英勇忘我的精神和艰苦拼搏的行动感动和震撼！同时，我们也看到——休斯敦的华人华侨在得知武汉疫情的第一时间，就开始酝酿筹备为祖国人民捐赠的支持活动。很快，山东同乡会等同乡会组织、北大校友会等校友组织，以及一些华人企业商家等都纷纷开展捐赠活动，积极高效地筹集捐款、联系购买医疗器材药品、联系国内相关部门、联系航空公司……北美诗歌协会也以此为主题积极开展活动。尽管得克萨斯州已经有疫情流入，但是华人华侨心系祖国的热情越来越高！海外华人的爱国情怀感动着我。我下决心写一首诗，表达自己的激动心情。

仅一个月时间，我们经历了很多事情。大事小事都牵动着全国人民的心，因为这些事情都聚焦在——民生！保卫人民的生命，这是当前最重要的事情！于是，我把这首诗的主题定位在——为了生命！

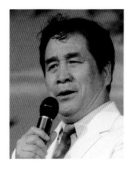

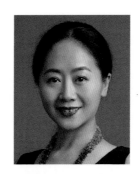

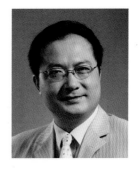

杨复

山东省朗诵艺术家协会理事，
山东省质监局原副局长

李敏

山东省朗诵艺术家协会主席，
山东广播电视台播音指导

王乐斌

山东省朗诵艺术家协会副
主席兼秘书长，山东广播
电视台主任播音员

刚刚把丰收的喜悦
写进笑容，
刚刚把团聚的期盼
记在心中。
就在冬天
告别春天的那个时刻，
一个巨大的阴影
来自所有人
想象之外的时空！
停止了
回家过年的脚步，
凝固了
欢庆春节的钟声，
改变了
忙忙碌碌的轨迹，
打乱了
从从容容的心境……

全世界的目光
一起投向武汉
——这个九省通衢之古城。
于是
从这里
开始了
中国
又一次
没有硝烟的战争！

看不见刀光剑影，

听不到枪炮轰鸣。
面对
无影无踪的对手
——冠状病毒构造的疫病，
人们的关切
霎时间变为行动！
十四亿人民的共同行动
只有一个理由
——为了生命！

为了生命，
举国动员，
武汉封城。
为了生命，
遍地森严壁垒，
处处一级响应。

在实验室，
在学校里，
在公路上，
在病房中，
为了生命，
分秒必争！

啊！为了生命
中华国土上曾经演绎多少抗争，
民族史册上曾经记载多少英雄。
人民用鲜血换取和平，
战士用生命保卫生命……

今天的战场
依然充满保国为民的激情——
不计报酬，不论生死！
医务工作者大军
正以舍生忘死的气概
拼搏，
冲锋！
有战争就会有牺牲！
牺牲假期，
牺牲旅行，
牺牲休息的难得机会，
牺牲家人们千里重逢……
但是，这都算不了什么！
我们的白衣战士
牺牲的却是——
自己的安全和生命！

为了生命，
在最短时间内
从祖国各地
一批批医疗队奔赴疫区。
八十四岁老院士临危受命，
逆流而行，
探访疫情。
乘高铁回乡的武汉年轻医生
刚离开一站，
就踏上归程……

为了生命，

在最短时间内，
火神山医院和雷神山医院
决策动工。
为了生命，
在最短时间内，
天南地北
开展起救援捐赠活动。
为了生命，
在最短时间内，
海关给救援物资放行，
物流公司免费运送。
为了生命，
在最短时间内，
上千万人口的武汉市
建立了庞大的志愿者服务队伍，
为疫情困扰的社区居民
送去安宁和温情……

啊！
在最短的时间内，
社会有了严谨的管理，
生活有了可信的保证，
疫情有了谨慎的跟踪……

中华民族
又一次凝聚自己的能量，
又一次展现自己的感情。
尽管路途遥遥，
尽管困难重重，

我们坚信——
众志成城，武汉必胜！
中国必胜！

同胞们，
团结起来，
继续前行！
我们今天所做的一切，
必将因其辉煌
而载入史册，
因为
这是——
为了生命！

2020，我们坚信武汉一定是浪漫的

作者：欧震　朗诵：景然

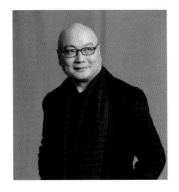

欧震

山东省朗诵艺术家协会艺术指导，
著名诗人，歌词作家

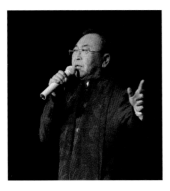

景然

山东省朗诵艺术家协会副主席，
烟台市朗诵艺术家协会主席

2020，这是个读起来听起来非常浪漫的年份
却在刚刚开启就让我们措手不及
突然暴发的疫情、灰暗的天气
病毒的肆虐、人们不知所措的焦急
请原谅，我不能用抒情的文字
来描述这场冠状病毒的侵袭

这是一个从未有过的寂静的春节
武汉城已经封闭
雨夜的灯火就像流泪的眼睛
在为每一个倒下的生命哭泣
这是一个从未有过的寂静的春节
武汉城已经封闭

我们戴上口罩，虽然这不能让病毒窒息
但发出的却是一种信号，将武汉人的心声传递——
我们众志成城、同心协力
我们开始了对病毒的抗击

在寂静中，我们听到了挖掘机的轰鸣
火神山、雷神山医院正在建起

各种机器设备数以百计
建设者们和时间赛跑，不让一分一秒存在缝隙

在寂静中，我们在手机上不停地翻阅着最新的信息
疫情的状况、国家的关怀、网友为我们的加油鼓励
而此刻、此时

全国各地一支支医疗队正在向武汉挺进
他们就像是勇敢无畏的战士
因为他们必须面对病毒的感染，甚至是死亡的威胁
为无数的生命写下顽强的意义

他们更像是我们情同手足的姐妹兄弟
因为他们义无反顾、不离不弃
因为他们相信一切的结局都是大爱无敌

2020，这个读起来听起来非常浪漫的年份
就在今夜，我们的呐喊惊天动地
我们打开所有的窗子
放飞我们心底的希冀
我们在为武汉加油
我们在为中国加油
我们在为生命加油！

我们坚信，2020 必定是一个浪漫的年份
我们仿佛看见武汉大雪纷飞的景象
不！那飘扬的不是美丽的雪花
而是那些从四面八方逆行而来的白衣天使
他们就像一只只飞舞的白色蝴蝶
为武汉、为我们带来了
春天的消息

是的，2020，武汉一定是浪漫的
是的，2020，我们相信武汉，相信浪漫
我们坚信——
"我存在，乃是生命的一个永久的奇迹！"

和你在一起

作者：房蔚　朗诵：董旋、王翔　剪辑：马骁

和你在一起
是我们爱的箴言
和你在一起
是我们家的期盼
无数的节假日
你都和病人在一起
很多个纪念日
我们都无法在一起

这个春节
你又整装待发
睡梦中的女儿喃喃地问：妈妈你要去哪儿
你眼含泪水假装平静地答：妈妈要出发
惊醒的女儿大哭着抱着你不放
你一边哼唱着儿歌一边抚摸女儿的脸
女儿不明白，你会缺席今年的团圆
孩子不知道，你将奔赴生命的战场
救死扶伤是我的职责
肆虐的疫情就是我们集结的号角
捍卫生命是我的使命
痛苦的病人就是妈妈奔跑的方向

送别的路上你一言不发
车里飘荡着"回家"的乐曲
分别的时刻你没有哭泣
你用背影告诉我无须害怕
习惯冷静的我冲到你的车窗下
用手在车窗的玻璃上写下：
和你在一起

你扭转了头颅
我看到了你抽动的肩膀
月台上充斥着孩子和家人的哭声
因为我们都知道你们要去的是疫情的重灾区
车开了
我孩子般放声大哭
因为我怕再也没法和你在一起
 节日的烟花绚烂美丽
我们的等待遥遥相望
每天最兴奋的是我们视频的时刻
你和女儿甜蜜的对话仿佛天籁之音
你从不和我们谈工作
你满脸的倦容让我知道你的辛劳
不知为何后来你总是戴着口罩和女儿说话
孩子睡了我逼你拿下口罩
你那美丽的脸上开满花朵
皮肤和口罩的接壤处已经溃烂
你笑着告诉我比你严重的同事还有很多很多 ……

每天关注疫情的报道
随时体会病毒的肆虐
在身着隔离服席地而卧的照片上
我看到了你蜷缩的身影
隔着屏幕我用唇告诉你
和你在一起
在接受采访拒绝留名的战士里
我听到了你亲切的话语
跨越时空我用心告诉你
和你在一起

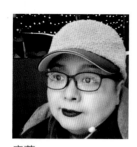

房蔚

国家一级编剧、导演

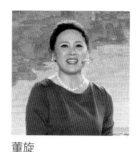

董旋

山东省朗诵艺术家协会监事长，
山东省话剧院副院长，
国家一级演员

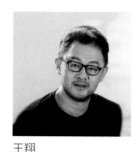

王翔

山东省朗诵艺术家协会理事，
山东省话剧院优秀青年演员

和你在一起
是我们生命的守望
和你在一起
是我们爱情的誓言
和你在一起
是一家人的期待
和你在一起
是全国人的呼喊
灾难面前，和你在一起
幸福来临，和你在一起

白衣天使就是白衣战士化茧成蝶的壳
白衣战士是白衣天使凤凰涅槃的影
你眼里的血丝是向病毒喷射的火焰
你脸上的疤痕是所有病人奖励你的勋章
和你在一起
是你我信守的承诺
和你在一起
是唱响宇宙的誓言
疾病摧毁不垮我们心中的信念
疫情削弱不了你们肩头的使命
和你在一起

是我们永不分离的见证
和你在一起
是我们全国人民的心愿
疫情分不开相亲相爱的心
距离摧不毁生死相依的情
和你在一起
是岁月的纪念
和你在一起
可以穿越时光的轮回
和你在一起
是生命的呐喊
和你在一起
终将战胜疾病的侵袭

和祖国共命运与人民同呼吸
不负韶华，只争朝夕
期待凯旋，静待花开
和你在一起
是华夏子孙心灵的呼唤
和你在一起
是神州儿女生命的礼赞

壮哉，钟南山

作者：吕永清 朗诵：周忠良

初始你的名字，
源于"非典"，
至今，我还记得，
你用生命相搏，
以自己的单薄之躯，
化作一座高山，
护卫在百姓的面前。

那一年，你挺立在生死之间，
排除杂念孤身悬，
用 67 岁的年轮，
圈住了"非典"，
守住了人们的安乐园，
只把那一座高山，
矗立在了人心间。

转瞬十七年，
弹指一挥间，
在人们喜迎 2020 的春天时，
一场疫情侵入了武汉。
当险情传来，
你随即离开家园，
在蹒跚复蹒跚中，
一路奔至武汉，
再次挺立在抗击疫情的中心点。

看着颤巍巍的你，

人们在感动的瞬间，
任由泪水盈满了双眼。
要知道，84 岁高龄的人，
哪一个不在家中颐养着天年？
哪一个会主动走进疫情中心，
历尽万险排忧患？

大国重器钟南山，
你又化作一座山，
护卫在百姓前。
听着你的劝告，
感叹你的论断，
亿万百姓都在为你点赞！

国士无双钟南山，
你又化作一座山，
矗立在了人心间。
奋战在英雄的城市，
你用自信的姿态，
给了我们一个信念：
捧出一颗颗心，
献出一份份爱，
越是艰险越向前，
定能打赢这场疫情阻击战。

壮哉，钟南山！
伟哉，钟南山！

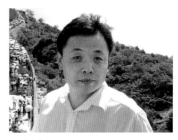

吕永清

诗人，中国音乐家协会会员，
中国音乐文学学会理事

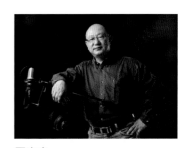

周忠良

菏泽朗诵艺术协会会长，
山东省朗诵艺术家协会副主席

最美的逆行者

作者：孙其昌　朗诵：张妍、广良

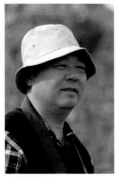

孙其昌

中国诗歌学会会员，
泰安市作家协会书记、副主席

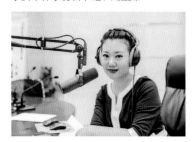

张妍

山东省朗诵艺术家协会理事，山东广播
电视台乡村广播主持人、编辑记者

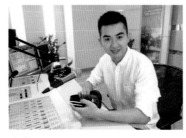

广良

山东省朗诵艺术家协会理事，山东广播
电视台乡村广播主持人、编辑记者

我不知道你们的名字
可我看到你们
义无反顾地逆风而行
当新型冠状病毒威胁着阳光和生命
你们毅然走进魔鬼藏匿的重灾区
你们也有家
也有爱的温暖和牵挂
救死扶伤永远永远是不倒的旗帜
你们是最美的逆行者
你们是最可爱的白衣天使

我不知道你们的名字
可我知道你们
一次次地向死神靠近
火神山医院急救室在和病魔抢时间
雷神山病房里有你们疲惫的身影
口罩隔离衣
脸上勒出深深的痕迹
病人康复你们眼里噙满了泪水
你们是最美的逆行者
你们是最可爱的白衣天使

我不知道你们的名字
可我坚信你们
抗击疫情一定能胜利
当看到儿子喊着妈妈女儿抱着爸爸
人们奔走相告举国欢庆万家团聚
我巍巍中华
在这磨难中顶天立地
把崇高壮丽和感激做成朵朵鲜花
致敬最美的逆行者
献给最可爱的白衣天使

武汉，我们与你同在

作者：王崤威　音乐：白鹤飞　朗诵：李斌、田燕、于咏、高伟华

出自秦岭的汉水日夜奔流
在这里汇入滚滚大江豪迈东去
滋养着荆楚大地的繁华昌盛
成就了长江流域的富饶美丽

2020 开年伊始 武汉 这个中华版图的中心点
一枚小小的病毒溅起了巨大的涟漪
借助九省通衢的交通便利
来势汹汹的疫情覆盖了神州大地

一时间 冠状病毒以未知的凶险
吞噬着虚弱的生命 扰动着人们的呼吸
推开了人体的免疫系统
疯狂肆虐 为所欲为 登峰造极

新年的喜庆的场面还没有开始
迎春的欢乐却在这里与死神遭遇
刚刚还是阳光灿烂 转眼便是乌云密布
刚刚才奏响新春序曲 回头已是满天风雨

于是昨天还望断山水 盼望亲人团聚
今天却因一枚小小的病毒 坐困愁城
于是昨天还满怀期待 准备着一程幸福之旅
今天却因城市的防疫部署 亲友隔离

虽然在这疫区版图遥远的边缘
矗立着我们的精致城市 幸福威海
这座全国第一个国家级卫生城市
也受到灾难严重的波及 疫情无情的侵袭

市委市政府紧急部署 果断应对
基层社区闻风而动 团结奋起
采取一切有效措施 担当作为

以威海儿女的英勇 坚决打赢这场战役

停住了 一双双回家过年的脚步
凝固了 一支支欢庆新春的乐曲
改变了 新年长假的幸福轨迹
打乱了 欢快轻松的节日心绪

疫情就是命令
防控就是责任
红色动员令下
我们挺身而出 无所畏惧
广大党员干部提高政治站位
在疫情防控的第一线 竖起一面面鲜艳的党旗

微信群 电子显示屏 楼宇科普机
传递着疫情防控的指令和信息
公共场所 走廊电梯 社区办公区域
挂上了防控疫情的展牌和标语

党员志愿者的队伍快速集结
开始了阻击冠状病毒的精心布局
红色物业的身影遍布各个社区
打响了防范疫情蔓延的关键战役

这是一次没有硝烟的战斗
听不到炮声轰鸣 看不见刀枪剑戟
面对的是看不见摸不着的对手
一种新型冠状病毒用心险恶的瘟疫

武汉 我们与你同在
不容许有局势的误判 不容许有松懈和麻痹
以对大自然的敬畏和对科学的信仰
直面这场罕见的突发疫情灾难

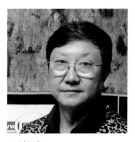

王崙威

威海市朗诵协会理事、
文学顾问

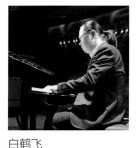

白鹤飞

山东省朗诵艺术家协会会
员，威海市朗诵协会秘书长、
音乐总监

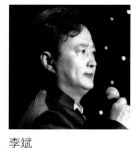

李斌

山东省朗诵艺术家协会常务
理事，威海市朗诵协会主席

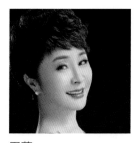

田燕

山东省朗诵艺术家协会理
事，威海市朗诵协会主席

用对这方净土的挚爱 守卫我们神圣的阵地

武汉 我们与你同在
危机四伏的病房中
一个个雪白的身影在重症病区挺立
以医者仁心履行着自己的职责
用人间大爱书写着白衣天使高尚的荣誉

武汉 我们与你同在
在威高集团现代化的车间里
灯火通明流水穿梭忙碌有序
800万元的救援医疗物资从这里上路
为武汉疫区送去威海人的拳拳心意

武汉 我们与你同在
在你们向疫情发起冲锋的时候
我们为你送上应手的弹药和武器
你们在黑夜里面对荆丛万丈 沼泽千里
身后有我们为你举起照亮前路的火炬

灾难的温度 体察着世间的暖风和冷雨
灾难的梵音 奏出了人生的厄运和勇气
难忘的教训 值得我们长久地回味与反思
炽热的熔炉 让我们的民族浴火重生巍然屹立

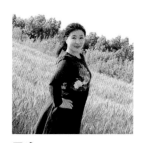

于咏

威海市朗诵协会理事、
艺术顾问

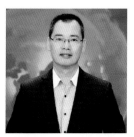

高伟华

威海市朗诵协会理事、
副秘书长

虽然今天的城市还在沉寂 失去了节日的喧哗和情趣
人们在寂寞和困顿中坚守 在希望和失落中等待
相信冬天的风雪总有尽时 因为春天并不遥远
疫情笼罩的黑夜必将过去 因为我们的目标只有胜利

当龟山和蛇山 临江撑起武汉的晴空
火神山 雷神山 祭起降妖伏魔的神器
黄鹤楼俯瞰万家灯火 仰望满天星辰
珞珈山下的樱花将重新缤纷江城的春意

让我们在威海湾畔再次呼唤
武汉 我们与你同在
遥看江海汇流 共守中华天地

那天使抚过的山川

作者：宋洁 朗诵：薛猛、李莎

当阴云突袭九百六十万锦绣山川
连北风都开始呜咽
黄河低声哭泣，长江泪流满面
当病毒肆虐十四亿华夏儿女身畔
连阳光都表示无奈
孩童禁足室内，校园再无竞赛
在一列开往武汉的临时餐车上
有一位耄耋之年的天使
人海逆行，奔赴前线

滴答滴答，是药品注入血管的声音
滴答滴答，是女孩滴下的汗水
天蓝色的防护服已湿透
眼前的面罩雾气与汗水交织
"你还好吗，加油啊！"
"今天好些了没，几点服的药？"
"你没事的，只需要再坚持一下。"

"今天你的咳嗽见轻了。"
十个小时的值班，一线医护人员的双腿像灌了铅
出了病房就瘫坐在地
可有人知道
脱下防护服摘下口罩的那一刻
天使脸上都是泛白的皱褶
密密麻麻
是谁家的儿子下了手术台就蜷在墙角睡着了
是谁家的女儿枕在冰凉的办公室地板上睡得那么香
你们有多久没好好睡一觉
"我们要和病毒赛跑！"
"我们得在死神手里抢时间！"
患癌的妻子等着你回家
你别过头说"整个医院需要我"
六岁的女儿抱着你的双腿不让你出门
你把她推到门内然后流泪跑掉
放假回来的儿子满怀欣喜等你回家

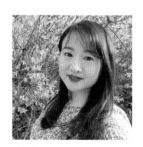

宋洁
山东省朗诵艺术家协会会
员，聊城市朗诵艺术家协会
会员

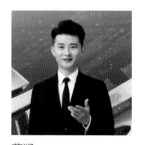

薛猛
山东省朗诵艺术家协会副秘
书长，山东卫视《调查》节
目主持人

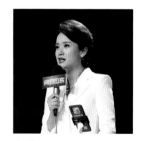

李莎
山东省朗诵艺术家协会会
员，山东广播电视台《问政
山东》节目主持人

结果等到的是一纸自愿进隔离病房的家书
大年初一团圆之夜
你毅然决然踏上了南下逆行的列车
假装看不见亲人担忧的双眼
你是谁？那么坚决勇敢、把生死都置之度外
当确诊患者看着窗外的天空哭干了双眼
绝望地等待命运的审判
是你温暖的手握着希望，驱散梦魇
跟病毒做誓死的奋战
看吧，春的正气正悄然在泥土里酝酿
生命之火也在四季轮转中迸发力量
总有一天，自由的你将沐浴着和暖的阳光
无畏无惧、无拘无束地奔跑在城市和乡间
因为被你足踏过的土地将鲜花盛开
被你手抚过的山川要焕然康健
深情凝望这片天使们抚过的山川
我们知道
这一天不会遥远
这一天定会到来

誓死不退

作者：周永贺、仇环环　朗诵：乔兴宁

当中国大地响起惊雷
当暴雨突至狂风猛吹

藏匿在黑暗处
狰狞着面容嘶吼的魔鬼
也趁机伸出无形的魔掌
搅动一江春水

一声集结的号角
我们众志成城举国而动
一道战斗的命令
我们心手相连共筑堡垒

我们是一个
从不屈服的民族
五千年岁月
还不曾害怕过谁

1998 年战胜百年不遇的大洪水
2003 年将突然而至的非典击溃
2008 年挺过山河摇晃的大地震
2019 年与美国贸易战正面相对
今天面对来势汹汹的疫情
我们十四亿同胞绝不后退
你看
无数的白衣战士逆向而行
他们背影多美
你看
无数的中国士兵直奔前线
他们头也不回
……
疾风知劲草
挑战显神威
坚定信心　同舟共济
科学防治　精准施策

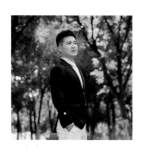

周永贺

山东省朗诵艺术家协会会员，
90 后青年词作家

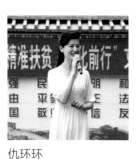

仇环环

山东省朗诵艺术家协会会员

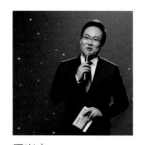

乔兴宁

山东省朗诵艺术家协会理
事，山东教育卫视主持人

灾难 只会让我们相依相偎
生命 足以使我们忘记安危

站在人民的面前
与死神针锋相对

哪怕身躯被病毒重重包围
哪怕因救治同胞伤痕累累
哪怕脸上藏着苦涩的泪水
哪怕为夺回生命身心疲惫
也许我们会感染
但我们选择不退
可能我们会死去
但我们誓死不退

一行行鲜红手印
一道道逆行身影
一句句铮铮誓言
一面面党旗招展

用生命守护生命
用大爱传递希望
生死攸关中坚守
战疫胜利后相拥

星星微芒 汇聚成光
冰雪消融 大地春回
火雷速度冲破病毒阴霾
责任担当凝聚磅礴力量

疫情肆虐
我们誓死不退
为了亲人
我们誓死不退

我们相信勠力同心
必将战胜疫情
我们坚信笃定前行
定能平安凯旋

疫情弛狂
我们誓死不退
生命召唤
我们誓死不退

我们相信众志成城
必能渡过难关
我们坚信万众一心
定能共克时艰

这不是一个人一座城的战斗
这是关乎着我们人类的安危

祖国需要
我们誓死不退
人民需要
我们誓死不退

此刻，我只能看到你的眼睛

作者：张凌光　朗诵：蒋文祥

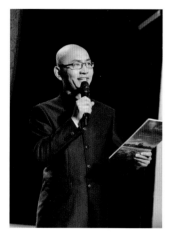

蒋文祥

山东省朗诵艺术家协会理事，
曲阜朗诵艺术家协会艺术指导

2020，当爱你爱你还没说完
前所未有的阴霾就弥漫而来
此刻
我只能看到你的眼睛
我看不到你嘴角熟悉的笑容
但你的眼神里灿烂如花
我听不清你的喃喃细语
但你的眼神里深情款款
尽管此刻
我只能看到你的眼睛
但你的目光里写满坚强
所以我相信
也许还有寒风
但春天从来不会迟到
也许还有乌云
但从来遮不住天空湛蓝
就像
从来没有什么狂风
能折断飞鸟的翅膀
尽管此刻
我只能看到你的眼睛
但北方的大雪依旧银装素裹
南方的沙滩依旧浪花洁白
冷清的街路
整齐成春天来临后奔腾的跑道
紧闭的门窗
期待着黎明第一缕阳光来临时
绽放

2020年的某一天
我们注定会把
这个病魔的名字记入字典
在名词解释里
中国人注定会写下
这样几个字结尾
"我们赢了"

你的爱无可比拟

作者：姜诗明 朗诵：贺华

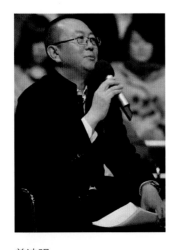

姜诗明

著名诗人，词作家

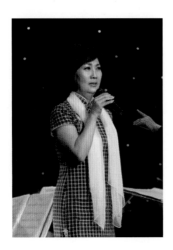

贺华

山东省朗诵艺术家协会副主席，
主任播音员

当城市不能进出
当人们都停下了脚步
只有你义无反顾
从四面八方冲进
疾疫肆虐的旋涡

在人们惊惧无助的时候
你温暖着世间的冷漠
在阖家团聚的时候
你放下了自己
去扶助那些生命的脆弱

其实你也是孩子
是丈夫、媳妇
是父亲、母亲

你是普通的人一个
你的防护服破了
你筋疲力尽
你也会害怕
没日没夜
没吃没喝
你也崩溃泪奔
可你却没有退缩

谁说过
从来没有救世主
泪眼模糊中

我分明看见
你是天使降临在
这被禁锢的城郭
是你
在危难之时
守护着
希望的种子
呵护着
那脆弱生命的花朵
此时此刻
我懂得了
在迷惘的人群中
谁的心才是
最坚定的火热

此时此刻
人们也看见了
大医精诚
仁心第一
你的爱无可比拟

送别

作者：吴昊燕　朗诵：郝厚元、戚媛

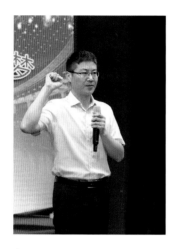

郝厚元

山东省朗诵艺术家协会会员

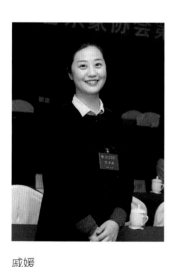

戚媛

山东省音乐家协会会员

年，很安静，没有鞭炮轰鸣
夜，很安静，没有闪烁繁星
泪，很安静，感动不分熟悉陌生
路，很安静，有人坚守有人要远行

上一次是我出征，那时你正年少，我背过身不敢开口辞行
这一回换我冲锋，孩儿羽翼渐丰，抗击疫情就是捍卫生命

是谁说，青出于蓝
你给我看高考志愿，要同我一样白衣在身
我说大爱无私方入杏林
妙手仁心种出一路春风

凭谁问，使命初心
你对我讲入党誓言，要不怕牺牲奋斗终生
我说十七年后儿就是你
与死相争勠力送走瘟神

再见我儿，坚定冲向战场
记得你的光荣我的希望
心中的力量，背后的目光
再见我儿，放心奔赴远方
廉颇虽老，怎可辜负岐黄
留在家乡，也能救死扶伤
背上行囊，告别除夕的故乡
青春绽放，口罩背后的信仰
汗水泪水，滴滴是坚强的力量
万众一心，挺起共和国的脊梁

致敬勇士

作者：周孟杰　朗诵：韩玉

举着光芒冲锋的人
迎着困难奋勇前行的人
你把我们的人心聚拢
你替我们把危难挡在胸前
我叫你勇士

你的名字如满天星星，我不知哪颗是你
但我知道满天星光必有你的光芒
在病毒威胁的疫情灾区
我看见了你，为护理病人累倒在日夜奋战的岗位
你蜷缩在病房的角落里
多少个夜晚，只能和衣而眠
在病毒无情的阴霾里，我看见了你
在隔离病患的村头街巷，你细致认真，坚守阵地
在网络世界里，我看见了你
你用知识和正义劝导众人，你用理性和智慧
引领人们自觉抵制谣言与谬论
在支援武汉车队的洪流里，我看见了你
你引领着运送物资的车队，正浩浩荡荡开向疫区
一车车物资就是一车车爱，那是对灾区人民
无声的支持和爱意
在足不出户的房屋里，我看见了你
你自嘲，不出家门自我隔离就是为国做贡献
而你内心焦灼，正期盼病毒的恶魔早日被降服
你们都是我致敬的勇士
有了你们，这场"战疫"必定取得胜利

你是院士钟南山、李兰娟
大难面前用自己的科学精神，勇挑重担
你的泪水千斤重，滴滴落在我们心窝里

你的话语重千斤，句句敲在我们心坎上
你是一名警察，救危抢险在一线
为每个黑夜燃亮平安灯烛
你巡逻、执勤，日夜守护着每条街、每条路
你们捧出一颗热心，温暖一座小城
你们献出一份大爱，温暖一个国度
我都把你们叫勇士

人心的力量因你们而凝聚
人们的家园因你们而祥和安宁
春天正在寒冬诞生，冰雪阻挡不住花开的脚步
病毒这个恶魔
必将因我们的众志成城被彻底消灭
一座城市因我们而更加屹立
一座城市因我们而更加美丽
江水汤汤
日夜不息地激荡，是这个城市最强的心音
猎猎长风
吹送祈愿与祝福的是来自四方最强大的力量

勇士，请捍卫自己
作为勇者的骄傲与荣誉

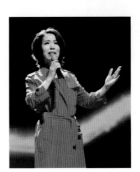

韩玉
山东省朗诵艺术家协会理事，
淄博广播电视台播音指导

致逆行者

作者：肖力勇　朗诵：张延蕾

冬云覆盖着大地
春的希望渴望绵绵细雨
一场灾难却从天而降
我们的家园
又面临新的考验
一场与病魔的较量和搏击

不要惊慌
不要逃避
她们来了
白衣天使逆风而上
冲向死神
毫不畏惧
在生与死的边缘
夺回一个个鲜活的生命
把责任和爱心
高高地托起

多少次惊心动魄
多少个夜以继日
实验室里
每天上百个、上千个样品
在这个易被感染的环节上
迅速地检测分析
这关乎决策
更关乎生命
也关乎调度指挥的全局

病房里

病人急需救治
又是彻夜不眠
连续十几个小时
又有谁去顾及
她们安慰病人
"你会好起来的"
病人的热泪
是心里由衷的感激
因为病人和医护人员同是战友
两颗心紧紧地融在一起

她们知道
这里是战场
一旦穿上沉重的隔离服装
带上卡住眼睛的面罩
她们就是勇于战斗敢于牺牲的战士
窗外
寒风凛冽
隔离服里
热汗如雨
没有时间吃饭
唯一就是斜靠桌椅
已是最好的休息

她们忘掉了
亲人的挂念
忘掉了
也食人间烟火的自己
她们不是钢铁铸就

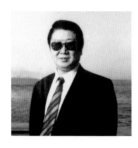

肖力勇

泰安市卫生局原党委书
记、局长，中华诗词学
会会员

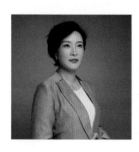

张延蕾

山东省朗诵艺术家协会
理事，泰安市广播电视
台《泰安新闻》播音员

她们也是血肉之躯

每当我们的家园

灾情突发

病毒肆虐

她们单薄的身影

总是忙碌在离死亡最近的地方

不讲条件

不计待遇

为什么

为了履行职责的诺言

为了感恩人民的养育

为了共同的梦想和信念

而和衷共济

亲爱的姐妹

亲爱的兄弟

你们是把健康带给人民的卫士

你们是将鲜花洒满人间的天使

病魔不除

战斗不息

更要严格规程

保护好自己

家人盼你们安全归来

人民会记住你们的丰功伟绩

让我们共同携手

去夺取最后胜利

把我们的家园

建设得更加幸福

更加美丽

天边，一群白鸽

作者：杨复　朗诵：杨复、赵启男

一群白鸽
飞向天边，
远方
只见银光一片……

不忍
看你们身影消失，
泪水已蒙住双眼。
我明白啊，
你们去的地方
叫作——
武汉！

不知道
该怎样形容你的形象，
是展翅大鹏的气概，
是精卫填海的信念，
还是风暴中海燕的勇敢……
不！
那是一种令人心痛的壮烈啊！
用温柔抚慰一片片创伤，
用敬业攻克一道道难关，
用牺牲
支撑起
如此沉重的局面！

一群又一群
为同一个目标汇集起来的
白鸽啊，
用洁白的羽翼

在蓝天上
聚成两个大字
——天使，
便一起
飞向乌云遮日，
飞向雷鸣电闪……
啊，
那是
奔赴一场战争啊！
白衣天使
冲到惨烈残酷的最前面！

白鸽啊！
你沿着长江飞吧，
让江水记住你劳累的奔波。
你裹着白云飞吧，
让春风带回你对家乡的思念……

小心地收拢
你散落的羽毛。
从未跪过的双膝啊，
我
跪——下——了！
面朝大地
为你祈愿！
我的声音
又同河海山川的回声一起，
变成为你加油的呐喊！

远方的白鸽啊，

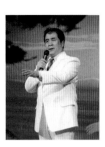

杨复
山东省朗诵艺术家
协会理事，山东省
质监局原副局长

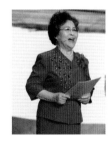

赵启男
山东省朗诵艺术家
协会理事，山东建
筑大学退休教授

我等待着！
我含着热泪等待着
那一天——
你们
都归来了！
带着
绿色的橄榄枝，
回到
乡亲们中间！

看啊！
一群白鸽，
又一群白鸽
飞向天边……

逆行者礼赞

作者：康玉东 朗诵：田燕、康玉东

当病魔肆虐在没有硝烟的战场
你义无反顾挺起逆行者无畏的胸膛
当世界惊呼着冠状病毒的疯狂
你勇敢地拼杀展开了生与死的较量
看不见的枪林弹雨啊
还要有多少悲歌在空中回荡
这是雷神山的逆战实况
有多少亲爱的同胞被病毒侵伤
这是火神山的生命交响
有多少澎湃的热血在激情流淌
若有战，召必至
祖国母亲的一声呼唤冲锋的号角立刻响彻八方
战必胜，心向党
白衣天使的神圣信念化为我们无坚不摧的力量
病床上的骨肉同胞啊
我们同仇敌忾一起坚强
我看不到你的脸庞
却感受着你胸口的滚烫
我不知道你的名字
却熟悉着你白色的衣装
你学着前辈的样子
与死神抢夺着生命
你不顾个人的安危
把瘟疫的禁区勇闯
一盏盏孱弱的生命灯火
一双双求生的眼睛渴望
一幕幕生死离别的现场
一声声舍我其谁的豪放
一把高超手术刀
在病魔的颤抖中闪光

一股中华英雄气
在正义的怒吼中回荡
累了
就站着吸口气
倦了
就躺下地当床
这是天使与病魔的斗争
这是正义与邪恶的较量
和时间去赛跑
把使命来担当
你就是老百姓的守护神
你就是中国人的铁脊梁
这就是白衣天使的沙场
这就是天地同歌的力量

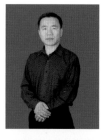

康玉东
山东省朗诵艺术家协会理事，
山东传媒职业学院教授

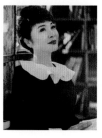

田燕
山东省朗诵艺术家协会理事，
威海市朗诵协会副主席

对话

作者：彭松江　朗诵：曹宁、刘诗琳

作为一名医生
这是我驰援武汉的第三天
忙碌的空隙，接到家中的电话
女儿在对面，笑容灿烂
她用小手通过屏幕，不停地
触摸我的脸

"妈妈，生日快乐
我和爸爸为你做了一个大蛋糕
祝你在湖北武汉，一切平安"

噢，今天是我的生日，我真的忘了
跟随驰援的医疗队逆行进驻武汉
我们，就一直在不停地忙
这里的疫情，刻不容缓
那么多的病人，等着我们照顾
那么多双眼睛，对我们充满了期盼
我们眼中、心中，全是他们的安危
亲人的模样，没时间在脑际浮现

"妈妈，你看上去好累
你一定要保护好自己
爸爸说，这样，才能更好地保护别人
我们都好担心你，好想你"

视频中的蛋糕和女儿暖心的话语
让我一直紧绷的肌肉和神经，蓦然放松
医者仁心，总在为他人送出温暖和力量
其实我们，也需要
患者的理解和支持
亲人的肯定与鼓励

忙碌的空隙，我们也时常为自己加油

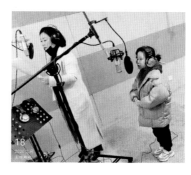

曹宁
山东省朗诵艺术家协会常务理
事，滨州市朗诵艺术协会主席

刘诗琳
滨州朗协青少年朗诵团魅力
小主播

隔着面罩，隔着防护玻璃
虽不能言语
我们却可以在处方笺上
写下"加油！"
用右手比画
表达必胜决心的大"V"
然后，会心地相视微笑、点头

在这寒冷的冬日
疫情肆虐的时候
妈妈是主动请缨去的湖北武汉
妈妈说，抗击疫情，
是医护人员的天职
置生死于度外，
是为了国泰民安
一些话，我还不能领会深意
但我知道，妈妈的逆行
一定有她的道理
妈妈说，人固然是脆弱的

但，医生必须坚强
我的妈妈，
就是这坚强团体中的一分子
2020 年 1 月，她正默默坚守在
武汉疫情防控的第一线

世界上的一切荣光，
都来自生命
维护生命，乃医生之天职
爱护生命，
却是我们每一位公民的本分
共抗疫情，人人有责
严防死守，相互体谅
尊重生命，照顾自己
特殊时期，服从命令
"只要坚定信心、同舟共济
科学防治、精准施策
我们就一定能打赢
疫情防控阻击战"

最美的脸庞

作者：杨秀芹　朗诵：徐宁

摘下护目镜的那一刻
心神交瘁，瘫坐在桌旁
我看见一双疲累的眼睛
失去了荣光
浓浓的眉宇下
慢慢睁开，缓缓闭上
顾不得看一眼窗外的春日暖阳
灰暗的目光里，眼神迷茫
昨夜的病患是不是还让你牵肠
也许你的肩膀并不强壮
疫情面前，勇敢担当
我担心你的健康
而你，眼里写满了安详
我知道这一双干涩无神的眼睛
镶嵌在最美的脸庞

摘下口罩的那一刻
不由得对镜浅望
灰枯的面容像飘零的秋黄
我没有看见你在病房辛苦奔忙
只看见你憔悴的脸上
没有忧伤，更不曾沮丧
结束一天的征战，刚刚退下战场
*丝丝*笑意，在失去红润的嘴角流淌
在你干裂的双唇间
我读懂了担当
读懂了奉献和高尚

没有往日的花容月貌
没有往日的风流倜傥
今日，你真的不潇洒、不漂亮
但我知道，此刻
你枯黄刚毅的容颜
就是最美的脸庞

摘下防护帽的那一刻
请放下这一天的紧张
额头上深深的印痕，排列成行
均匀的水泡，纵横在脸上
那钻心的疼痛，忙碌时竟被你遗忘
脸颊上流淌的汗水，湿透了衣裳
没有润泽疲惫的肌肤
却陪伴你与病毒作战
与死神抗争
勇敢的白衣战士
请你美美地进入梦乡
今夜还要再上战场
平凡的你淹没在历史的洪荒
赴汤蹈火，勇战疫情
你的灵魂千古流芳
愿天下人永远记住
那额上的印痕、面上的水泡、
腮边的汗滴
装扮了一张最美的脸庞

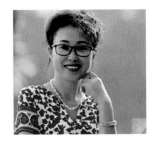

杨秀芹

黑龙江省煤矿作家协会会员，
鸡西市作家协会会员

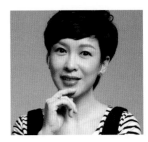

徐宁

山东省朗诵艺术家协会理事，
济南人民广播电台节目主持人

上次见你的时候

作者：姜燕 朗诵：王海燕、高涌森

上次见你的时候
你
还年轻
我
还不老

我们隔着的空气
没有 75% 酒精的味道

上次见你的时候
你
走过拥挤的人群
我
穿过长长的通道

我们挥挥手道一声鼠年见
我擦亮这座留守的城市
你
留下两只吃苹果的寄居蟹
两只胖乎乎的
一黄一黑的狸花猫

后来
北方和南方都下雪了
我和你
在陌生的城市相遇

我们在三米之外
厚厚的眼镜

薄薄的外科口罩

我们匆匆擦着
擦不到的肩
而过
我给暗黑的空气
搭上一道帘子
而你奔向火场
那火
是白色的
却烧得很红
红得
像 X 光上的白色的阴影
从一道光
能熄灭另一道光

你的手
也开始泛白
像你的眼睛里
偶然闪过的
5% 的心悸
5% 的焦虑
5% 的无奈和无助
5% 的慌乱和迷茫
还有 5%
给了牵挂和思念
在那谁也不知道的地方
剩下 75% 就够了
它是珍惜和坚守

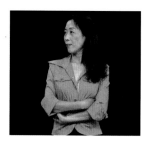

姜燕

山东师范大学新闻与传媒学院教授

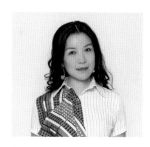

王海燕

山东省朗诵艺术家协会常务理事，山东青年政治学院教授

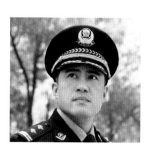

高涌森

全国公安文联朗诵专业委员会副秘书长

它是勇气和善良

它是来自四面八方的信任

它是……

我们从来没有这么远过

远得不能牵手

不能拥抱

不能探望

我们从来没有这么近过

近得所有的人都站在了一起

从每个人的心里伸出了手

挽得紧紧的

来吧

世界

我们倾听你的心跳

但我们终将以人类的节奏

获胜

上次见你的时候

你还小

我还年轻

你拆开网购的蓝牙耳机

你笑起来真好看

从 860 公里外静静奏响

你帽子下的可可棕发色

在北方的月光下

睡了

上次见你的时候

还是冬天

屋里的温度是短的

短得

像你分别时那一转头

一挥手一望一笑

下次见你的时候

会是春天了吧

无论在你的城市

还是我的故乡

春风都会跳跃着跑来

告诉你我

这个长长的冬天走了

这个比往年

长很多很多的冬天

它给大地浇了好多水

积蓄了一个冬天的温暖和能量

它招呼我们起来了

我们从来没有这么年轻过

我们伸个懒腰

然后

我们换一种颜色

重新生长

方舱医院歌声响

作者：于湘洋　朗诵：文静

一场突如其来的冠状病毒瘟疫，从天而降，来自全国各地的白衣天使们集结武汉，不顾个人安危与死神拼命争抢。他们日日夜夜连续作战，抢回了一个个鲜活的生命，挽救了一个个幸福的家庭。

这一天，就在白衣天使们刚结束一番忙碌的时刻，方舱医院的病房里传来了一阵响亮的歌声，歌声伴随着阵阵掌声，传遍了每个角落。这是谁唱的？这么入耳，这么动听。

人人那个都说哎，沂蒙山好……人们随着熟悉的沂蒙小调争相唱和，熟悉的旋律，令人想起炮火连天的战争年代，齐鲁儿女舍家为国去支前的壮丽诗篇。

人们细听白衣天使的歌声，却看不到她的脸庞。领唱者是谁？只见她手持话筒，穿着笨重的隔离衣随着节奏轻轻摇晃，细看隔离衣上的名字，才知道她姓唐。她的名字叫唐晓培，来自齐国故都，是山东省淄博市临淄区北大医疗鲁中医院的一名经验丰富的护士长。

作为一名共产党员，她积极响应党和政府的号召，报名去往抗疫的最前方。她想到了作为白衣天使，穿上白大褂就有责任和担当。却来不及多想，她必须放下年幼的孩子，选择逆行远离家乡。

在前线，医护人员全身心投入工作，也深知病人在遭受着病毒的折磨，深感恐惧和忧伤，有的心情低落，有的陷入绝望。

可敬可爱的白衣天使知道心理疏导的重要性，积极鼓励人们战胜病魔，树立信心，用实际行动告诉他们，要相信自己，相信医护，相信党和政府。只要医护和病患齐心协力，定能战胜病魔，重见日光。

一曲悠扬的沂蒙小调，就这样悠扬地唱起，勾起了病床上的武汉儿女，对齐鲁大地的一份崇敬和向往。

疫情当前，齐鲁儿女从来不会退缩。从战争年代到和平时期，从来都是祖国需要去哪里，哪里就有齐鲁儿女的身影和亮光。

我们一起企盼着，齐鲁儿女们在抗"疫"的一线，不忘初心，牢记使命，待到瘟神随风消去，再唱着沂蒙小调回到齐鲁大地，亲爱的故乡。

我们一起企盼着，从齐国故都临淄勇敢逆行的白衣天使们，心中常记着，美丽的太公湖畔，姜太公在此地微笑着，面朝南方，盼你们平安凯旋。

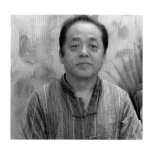

于湘洋
编剧、画家

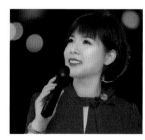

文静
山东省朗诵艺术家协会理事

假如必须永别

作者：晓吾 朗诵：张晋青、任向军

那一刻终将来临，
转过身的时候，我早已知道。
可是妈妈，我还是狠狠心，
撤回了想要发给您的微信，
瞒着您，中途下车，踏上返程。

那一刻终将来临，
推你出城的时候，我们早已知道。
孩子别哭，跟爷爷奶奶走吧，
爸爸妈妈是医生，
国难将至，我们要背对逃生的门。

那一刻终将来临，
整装待发的时候，我早已知道。
我的至亲，扭过头去，不要听我们的誓语，
举起右手的一瞬，
我们就已经只属于苍生。
那一刻终将来临，
剪去头发的时候，我早已知道。
心爱的人，请你珍藏我飘落的青丝，
如若能回，静静陪你看流云。
如若不能，来年花开，唱首小诗给我听。

那一刻终将来临，这是宿命。
也许很远，我们甚至都计划好了漫长的一生。
也许很长，我们甚至都描绘好了老去的一瞬。
可是，当这一切轰然而至，我们顶着它，
却来不及去计划一个短短的拥吻。

生命是一个绚丽的轮回，
静好的时候，

我们无比关注一条温柔流淌的小溪，
我们无比羡慕一朵快乐飞升的蒲公英。
我们用日出和日落，计算开始和结束，
也会用得到和失去，计算我们的爱情。

生命没有设计好的诺言，
静悄悄地蜗居，静悄悄地离去。
只给予，而不维护，这是它倔强的规律。
我们用平等的肉体接受它的降临和分离，
接受它的平凡和光荣，
接受它的锻打或洗礼。

有时候，一辈子都没有想清楚怎么活，
怎么激活生命里与众不同的程序，
怎么在芸芸众生里最终披上那件神圣的外衣，
它金光四射，横扫八荒，
它泽浴寰宇，英雄无敌！
没有机遇，很多人都会一生活在生命的梦想里！

是的，赴汤蹈火的机缘，
一生能有几次？
生命如若能在此处获得涅槃，
它就不再是尘垢，就不再是枯栎！
我们的肉体就不再是肉体，
它是用来抚摸的碑，前行的力！

当漂浮的灰霾开始砸下来，
很奇怪，我反而出奇地平静。
我的战友们和我一样，
开始互相拥抱着睡去！
冷雨砸向花蕊，叶子为它承压，

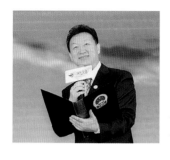

张晋青

山东省朗诵艺术家协会
常务理事，青岛市朗诵
艺术家协会主席

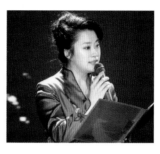

仟向军

山东省朗诵艺术家协会
理事，青岛市广播电视
台总编室随行广播主
管、主任播音员

洪水冲向村庄，大堤为它抗击。
现在，我们就是叶子和大堤，没有害怕的余地！
一个直面生死的勇士，没有计较，无所畏惧。
我们不回家，
我们不见父母、爱人和儿女，
我们蹲在冷冷的家门外完成午餐和小憩。
即使被拒绝进入我们居住的小区，
即使被无知的患者撕掉防护，暴露无遗，
我们伤心过后，还是要坚决返回去。
天使是不孤独的，
唯有天使，才可以攀爬到灵魂的高地！
在炼狱的入口，矗立着那么多的兄弟姐妹，
有警察、干部、村支书、工人，
有志愿者、科学家、医生、解放军，
我们互相温暖，互相鼓励，
为倒下者送别，为殉道者哭泣！

天使的眼里没有生死，只有使命！
即使空旷的大地上哨声四起，烛光不熄。
即使阴霾的遮蔽下鬼魅骚动，兽鸣凄厉。
天使的眼睛里闪烁着天亮的光，
原野尚未苏醒，我岂有后退的道理！

谢谢你们相信我！
你把求援的手递过来，我决不放弃！
不放弃药，不放弃氧，不放弃心跳。
不放弃救，不放弃护，不放弃呼吸。

如果什么都没有了，
相信我，我会一直陪伴你！

你不会无助的！
一场与病毒的殊死较量里，
最无助的不是你而是我们自己。
如果耗光我们的血液可以让你苏醒，
如果粉碎我们的身躯可以普度生灵，
请你相信，我们一定会毫不犹豫！

是的，那一刻终将来临，我和你！
假如必须永别，别害怕，
这是一个即将美丽的春天，
柳树即将抽条，小草即将发绿，
我们的孩子即将褪去防护，
带着他的小狗去花丛里嬉戏。

是的，那一刻，
战斗开始的时候我早已将它忘记！
假如必须永别，亲爱的战友，
更衣柜里还有我省下的口罩和防护衣。
拜托你们照顾好我的家人，
在万物复苏的高高的地方，
让我看山河无恙，芳华万里！

【合】
看山河无恙，芳华万里！

庚子·怀思

作者：孙龙翔　朗诵：邱广民

1

相对于那些死去的人，活着真好
相对于那些在这个春天死去的很多人，我活着，感到幸运
春天是多么美好的时光
但那些逝去的人，没有了春天，没有了时光，更没有了美好
在庚子之年的这个二月，这个春天里
有许许多多的人不得不与春天告别，是诀别，是永不再见
他们被埋葬了呼吸，埋藏了笑容，埋藏了血肉和骨头
在这个春风乍起的二月，他们已随风而去

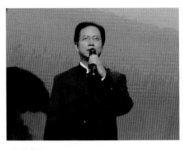

孙龙翔
聊城市诗人协会常务理事，
东昌府区文联原主席

2

禁足在家的这个春天，这个二月，让我倍感幸运
尽管不能随意走动，走亲访友，聚餐约会
尽管无法与室外的阳光亲近
甚至不能走下楼去，抬头望一望蓝天白云
但至少我是活着的
活着的我，每天可以自由地睡眠和呼吸
或写下一段文字，或聆听一段音乐
一日三餐说不上美味佳肴，但至少饭菜可口，甚至喝一点小酒
可以抱着手机和千里之外的朋友视频聊天
放下手机可以侍弄侍弄阳台上的花花草草
活着的我，在这个春天，在这个禁足的二月
依然体验和享受着人间的美好

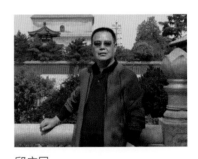

邱广民
山东省朗诵艺术家协会常务理事，
聊城市朗诵艺术家协会主席

3

楼下小区的街道和广场依然孤寂而空荡
所有活着的生灵一个个很听话地蜷缩在家
小区门口的卡点上，有戴红袖章执勤的人，手中的体温枪像一只火眼金睛
逡巡着任何一个出入小区的人和车辆

哪怕是一只宠物猫宠物狗也休想大摇大摆地进入小区
检查证件、询问、登记、测温、填表
每一项都不厌其烦，不漏万一
偶尔有一两个戴着口罩绕楼栋转圈的老人
一前一后行着
这多多少少给死寂空荡的小区增加了一点另类
我为他们感到庆幸，像为自己感到庆幸一样
至少没有被病毒感染，至少没有被隔离
在这个二月，这个春天
能够自由地活着该是多么奢侈

4
电视上报道死亡的基数仍在不断地增加
每天都有新的鲜活的生命离开这个世界
离开这个春天的二月
我不知道他们姓甚名谁，不知道他们的性别年龄
不知道他们是否上有老下有小
不知他们是否谈过一场恋爱或已成家
但他们走了，走得悄无声息，抑或死不瞑目
没有追悼会，没有花圈，没有亲人送别
当生命戛然而止，那些辛苦了一生的老人
连最后看一眼满堂儿孙的愿望
甚至连寿终正寝都变成了一种奢望
他们就这样悄然而逝，倏然而逝
没有遗嘱，没有墓志铭，留给这个春天的只有一个姓名
只有一个曾经
更让人痛心的是那些被夺去生命的美丽的逆行者
那些逆行而上的血肉之躯啊
他们把美丽的春天留给了一个个康复的病人
而他们留给这个春天的
只是，只是一个逆行者的背影

5
面对这些猝然而逝的生命
我暗自庆幸自己还活着
还可以呼吸人间最美的空气
享受人间最美的亲情
只是，只是很多个夜晚我被噩梦惊醒
那些逝去的无数个鲜活的生命
恍惚中弥漫了我梦中的天空
他们或无奈或惊惧或煎熬或绝望
一副副痛苦的表情
一个个挣扎的形影
尽管死亡的世界里只有沉寂
没有哭声
但犹似一阵阵惊天霹雷把我炸醒
让我悲恸
但愿这一声声的巨响永不消失
让我们活着的每一个人
每一个经历这场劫难的人
每一个长睡不醒的人
每一个死而复生的人
每一个麻木冷酷的人
每一个健忘自私的人
每一个掩耳盗铃、自欺欺人的人
都能在这一声声的炸响中，大梦初醒
让我们记住那些在这个春天
从躯体上脱落下来的一串串名字吧
记住那一个个黑色冰冷的数字背后
隐藏着的一个个鲜活的生命吧
唯如此，活在今天和今后的你我、我们
才无愧于这场春天的葬礼
才无愧于这个提心吊胆、度日如年的春天

天使你好

作者：刘婉玲、李传缨 朗诵：李钦君

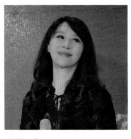

刘婉玲

上海戏剧学院教授，
国家一级演员

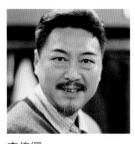

李传缨

上海戏剧学院导演系台词
教员

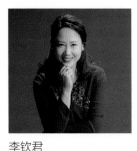

李钦君

山东省朗诵艺术家协会理事，
山东艺术学院副教授

天使，你好，
请原谅我冒昧的问候，
现在是春天的开始，
当我写下这句话的时候，
真的有些心虚，
因为我不在你的左右，
不知道你，
是不是真的很好？

天使，谢谢，
我在家里宅着，
而你却在和魔鬼赛跑。
常识告诉我，
有起点必将有终结，
在那儿，
我会等你，为你喝彩！
他们都说加油，
而我只想卑微地，
陪你祈祷。

天使，你累吗？
这真的像一句废话，
好多人都看见了你布满创口的战袍，
缺什么就召唤一下，
我们不能比肩天使，
但胸中的那腔热血，
可以帮你祭起屠魔的战刀。

天使，非常有幸，
能和你从事相近的职业，
担负着悲天悯人的责任，

布一个走向光明的大道。
因为知识改变人类，
从知识里方知人类的渺小……

天使，拜托了，
现在苍生以你们为依靠，
我们都看见了，
你被口罩磨破的双颊，
还有那如丝般的神经，
近乎崩溃的大脑。
作为凡人，我在此许诺，
我为你歌唱，为你骄傲，
我会如你一般努力，
努力让我的学生
知道有天使的存在……
如果你愿意，等胜利了，
我愿和你分享这世间许多有趣的事情，
为你歌唱，陪你慢跑。

天使，如果疲惫了，就歇一歇，
在梦里，
请让我给你讲述儿时的童话，
让你重温小时候
爸爸妈妈在睡前的那个故事：
天使终将战胜魔鬼。

来，让我们一起给天使，
一个抱抱，
抱抱，
抱抱……

特别的拥抱留给特别的你

作者：周永贺　朗诵：苗龙凯

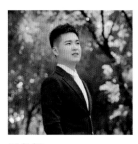

周永贺

山东省朗诵艺术家协会会员，
90后青年词作家

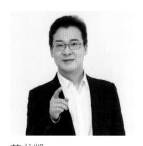

苗龙凯

山东省朗诵艺术家协会理事，
中国电视艺术家协会会员

黄鹤楼的钟声
又跟随春天的脚步
有节奏地响起
那武汉的樱花
又到了盛开的佳期
探听春的秘密

我努力地
向窗外望去
春天　春天已经如约而来
还有远隔千里微笑的你

隔着玻璃
隔着口罩
隔着一层厚厚的防护衣
爱却在我们的眼中传递

我不知道
什么是爱的真谛
也许就是你
为了救死扶伤的誓言
披上战衣

也许就是你
为了一句人民需要我
选择不离不弃
我不知道
什么是爱的真谛
我想告诉你
无论是感染还是隔离

我都陪你
我想告诉你
无论是寒冬还是黑夜
我都在家等你

所爱隔山海
山海皆可平
这场突如其来的战疫
只会让我们挽起彼此的手臂
这场生死考验的灾难
只会让我们心与心贴得更近

"你安好　我无恙"
请不要忘记
这是我们彼此深情的嘱托
"你安好　我无恙"
请不要忘记
我们约定好一起战斗到底

温暖的春风抚慰人心
善良的春雨驱散阴霾

春天还是那么美丽
她把爱与希望一同传递
春天还是那么美丽
她让我们脱去沉重外衣

春天还是那么美丽
她把胜利的消息带给我

春天还是那么美丽
她把家里的消息带给你

希望如约而至的
不只是春天和胜利
还有疫情之后
满脸笑容健康无恙的你

我想摘下口罩
我想脱下防护衣
我想在阳光明媚的日子
深情地拥抱你

我想
把特别的拥抱
留给特别的你

留给胜利归来的你
留给守护生命的你

我想拥抱春天
我想拥抱这城市
我想在万物苏醒的黎明
坦然地拥抱你

我想把特别的拥抱
留给特别的你
留给平安归来的你
留给为爱前行的你

早安，我的武汉

作者：赵礼明　朗诵：王杨

归元寺的铜钟停歇　大桥下的游轮黯然停泊
户部巷里闻不到蔡林记热干面的气味
晴川阁和黄鹤楼默然相对
奔流不息的　只有那些呜咽的江水

早安　我的武汉
已经记不清是第几个早晨如此沉默
马路上看不到叮叮响着的双层电车
江滩的芦苇丛里只有鸟儿飞过

可我知道　每一栋居民楼里
白发的爷爷搀着腿脚不方便的奶奶
从卧室踱进客厅　再从客厅走向阳台
戴虎头帽的孩子攀着护栏
望着对面的叔叔慢慢拉起一篮青菜

早安　我的武汉　肃穆的医院里白衣的人们如此忙碌
昼和夜的界限如此模糊
有人伏在地上匆匆睡去
有人手中握着半边馒头　眼睛却注视着电脑屏幕

那个声音嘶哑面容憔悴的值守老人
他会是谁的心头牵挂谁的父母
那个脚步匆匆一脸倦意的稚嫩民警
又是谁的心肝宝贝谁的儿女

这是一座奉献的城市
无数生命在零距离与疫情抗争
这是一座沉默的城市
让我们牢记那些静默着离去的平民英雄
那些奔涌的物资　是我们唯一能付出的
那些逆行的勇士　是我们唯一可骄傲的

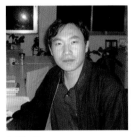
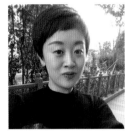

赵礼明

青岛西海岸新区第五高级
中学教师，西海岸新区教
育作协会员

王杨

山东省朗诵艺术家协会会
员，山东青年政治学院副
教授

这是一座英雄从未缺席的城市
从血与火的岁月里一脉相承

早安　我的武汉　警报仍未解除
我只能慢慢撕下一页日历
在键盘上敲下这样的文字
尽管在城市厚重的历史面前
所有的文字都显得苍白

沉默多年的蟹爪兰开了　两朵
孤寂春天里也有很多美好的消息
一场春雨　正打湿我的窗外
我期待阳光灿烂　唤醒樱花烂漫的珞珈山
我希望春风浩荡　惊起青苔斑驳的楚天台

早安　我的武汉　请引领最后的决战
我们会见证火车的汽笛和飞机的轰鸣
空旷的大桥再度车水马龙
我们会见证山河无恙　城市苏醒
英雄的傲骨在每个人血脉里潜滋暗生

防疫颂歌

作者：民风 朗诵：马凯、高源

己亥收官，庚子开端。
举国欢庆，喜迎鼠年。
新冠病毒，突发武汉。
一夜之间，成为焦点。
时逢春节，万家团圆。
亿人迁移，疫情扩散。
噩耗不胫，一片哗然。
众说纷纭，闻之色变。

疫毒猖狂，人心慌乱。
吉凶未卜，忐忑难安。
街巷空幽，商铺闭关。
足不出户，亲友不见。
江城告急，等待驰援。
形势紧迫，刻不容缓。
耄耋老人，壮士南山。
逆行义举，感动苍天。

新春伊始，庙堂决断。
人民健康，生命攸关。
阻击疫情，迫在眉前。
统一指挥，科学研判。
联防联控，全民动员。
村庄社区，各自为战。
出入严查，交通严管。
守土有责，防止蔓延。

调兵遣将，为民擎天。
三军出动，听从召唤。
军地同心，共克时艰。
平地崛起，火雷医院。
医生舍命，尽责勤勉。
专家献计，合力攻关。
白衣天使，告别家园。
誓师出征，冲上火线。

危难时刻，生死考验。
主动请缨，共产党员。
夜以继日，忘我鏖战。
殚精竭虑，牺牲奉献。
信念如虹，意志如磐。
顽疾虽盛，驱之席卷。
和衷共济，力挽狂澜。
制度优势，极大彰显。

天南地北，捐物捐款。
医疗物资，蔬菜米面。
情同手足，自觉自愿。
爱心如潮，可歌可赞。
透明高效，举世艳羡。
中华伟力，再写诗篇。
武汉加油，你我并肩。
中国必胜，曙光已现。

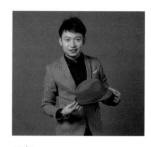

马凯

山东省朗诵艺术家协会副秘书长，
山东广播电视台主持人

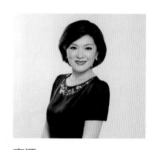

高源

山东省朗诵艺术家协会理事，
山东广播电视台综合广播主持人

战瘟神

作者：阿紫　朗诵：侯波、许雁、马树声

当藏匿的瘟神
狰狞着
撕下伪装的面具
当黑色的魔爪
咆哮着
伸向中国的大地

一声集结的号角
将万里河山
从新年的梦中唤起
疫情就是命令
亿万同胞们
团结起来
我们共同打赢
保卫人民生命安全
保卫人民身体健康
这场没有硝烟的
阻击战

你看
无数的白衣战士
挺身而出
冲上前线
与病魔决一死战

他们有的白发苍苍
他们有的满脸稚气
他们都有一家老小

他们都是为人儿女
但在生死面前
选择了
义无反顾
选择了
无所畏惧

你看
曾经的江城武汉
樱花盛开
九省通衢
为了防扩散
为了保大局
甘愿
破釜沉舟
甘愿
壮士断臂

那街头传来
雄壮的义勇军进行曲
让全国人民放心
这座英雄的城市
在国家危难的时刻
敢于
顶天立地

那一幕幕
孩子送爹娘

父母送儿女
那一幅幅
战友送战友
姐妹送兄弟

国难当头
共克时艰
咱中国的老百姓
就是
坚不可摧的铜墙

万众一心
众志成城
咱中国的老百姓
就是
不可战胜的铁壁

中南海的灯光
和抗击疫情的战场
一同
彻夜不眠

基层工作者的足迹
与千家万户相通
联防联控
群策群力

一位耄耋老人

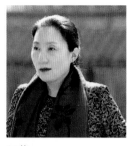

阿紫
著名诗人、词作家,
中国诗歌学会会员

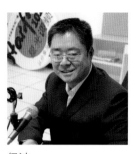

侯波
山东省朗诵艺术家协会副
主席,山东广播电视台主
任播音员

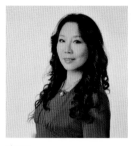

许雁
山东省朗诵艺术家协会常
务理事,山东广播电视台
主任播音员

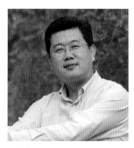

马树声
山东传媒职业学院播音主
持系党支部书记,山东省
朗诵艺术家协会常务理事

将多年的积蓄
捐给受灾的群众
他说
一方有难
八方支援
我要尽一份绵薄之力

海外的华人华侨
与祖国母亲同舟共济
他们想方设法
将防疫物资
以心的速度
寄回祖国
寄往灾区

一张张请战书
一个个坚定按下的红色印迹
向全世界宣告
生命重于泰山
相信中国

相信中国人民
会创造奇迹
我们的祖国
之所以伟大
是因为
他经历了无数磨难
与洗礼

我们的祖国
之所以伟大
是因为
每一次
都会在磨难中复兴
每一次
都会在奋进中崛起

我们相信党
我们相信国家
我们
一定胜利

我们
必将胜利

等到
春风又绿江南岸
我涅槃重生的祖国啊
依旧是
杨柳依依
依旧是
山青水绿
依旧是
生机勃勃
依旧是
繁荣昌盛
人民笑逐颜开的新天地

武汉一定是浪漫的

朗诵：董旋

山东省话剧院副院长

武汉，我们与你肩并肩

朗诵：于杨

济南市儿童艺术剧院演员

朗诵：程娟

济南市儿童艺术剧院演员

评论家在行动

战"疫"观察

抗"疫"运动中的中国当代美术创作态势

孟宪平

自 2020 年年初以来，随着新冠病毒肺炎疫情的暴发，我国正常的社会生活受到严重冲击，人民群众的生命健康受到威胁，经济和文化活动被迫中断，焦躁、不安、悲观的情绪四处弥漫。在这种情况下，国家和社会各界呼吁积极向上的艺术创作鼓舞人心，推动抗"疫"斗争一步步走向胜利。正是在这样一种形势下，人们欣慰地看到，中国艺术界积极行动起来，各级各类的艺术机构通过组织创作、在线展演等方式，积极介入到万众一心的抗"疫"运动中去。无数个体艺术家，通过捐助、呼吁、慰问、创作等方式发出自己的声音，做出切实的努力。

在万众抗"疫"引发的艺术创作热潮中，美术创作是不可忽视也不可或缺的重要力量。画院画家、学院艺术教育者、社会职业艺术家，以及不计其数的民间美术家和美术爱好者，纷纷拿起画笔以及形形色色的造型材料，描绘抗"疫"英雄人物，记录

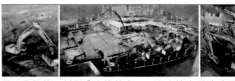

图 1 翁凯旋、刘影《决战前夜——记火神山医院建设》，100×360 厘米，布面油彩，2020 年

疫情中的感人故事，通过网络、自媒体发布和传播，形成了一股气势恢宏的视觉艺术洪流（图 1）。甚至过去注重个体体验的抽象和表现主义艺术家、沉湎于古典或唯美的理想主义艺术家，都不约而同地投身于当前的抗"疫"运动，获取鲜明而热烈的艺术主题。这些现象令人兴奋，也发人深思。是什么力量促使美术家回归社会现实主题？一场史无前例的疫病灾难如何影响了美术家创作的旨趣？中国当代美术是否会在这样的抗"疫"运动中发生某种性质和形式的变化？本文试图围绕今年新冠肺炎疫情中的当代美术创作态势，并结合 2003 年"非典"疫情以来的美术创作状况，予以历史性和比较性的分析。

一、美术生态的困境和机遇

21 世纪以来，我国美术界规模扩大，融入社会生活，形成贯穿创作、研究、收藏、市场等完整格局的生态系统，美术活动在文化政策和美术机构的引导下有序发展。然而，突如其来的大型疫情迫使各种人群聚集性的美术活动陷入停滞：展会取消，拍卖延迟，画廊亏损，艺术企业停工。比如，非典期间我国不得不取消第 50 届威尼斯双年展的参展计划，当年绝大多数国内展览、拍卖活动都延迟到了七八月疫情结束之后。这种形势在今年显得更为严峻。据报道，2020 年原定一系列重要展事，如香港巴塞尔艺术展、第七届设计上海、北京画廊周、Art Central 年会等均不得不取消或延迟。而本来就步履维艰的画廊业更是雪上加霜，连生存都成了问题。"艺术无用"论一再提起，忧虑和恐慌的情绪在美术界弥漫。显然，

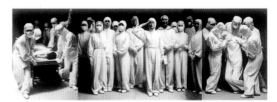

图 2 赵振华《抗击非典》，油画，2010 年，180×520 厘米，入选"中国重大历史题材美术创作工程"

在经济受挫和收入衰减背景下，低迷的美术收藏对美术生态的消极影响是可以预期的。

不过，疫情在对美术生态造成重创的同时，也蕴含了促使美术发生积极应变的可能。根本上看，受到阻滞的美术生态主要是一种"产业"形态，但美术的本质却不是产业。当美术活动不得不从文化产业链条中脱离出来，美术界将有机会重新思考美术的本性。实际上，由于我国特殊的国家扶持美术创作的背景，部分学院和画院美术家受到艺术市场和文化产业生态影响有限，他们有能力也有责任在抗"疫"之际调整美术观念，重新建立美术和生活的关系。如《美术》杂志 2010 年刊登历史画《抗击非典》（图2）的作者赵振华讲述创作心路历程，就体现了学院画家表现生活之真的诉求：正是基于对这些"有血有肉的普通人身上凸显的光辉人性"的"缅怀之情和深深的感念"，才激发了他的创作冲动。显然，疫病之灾给社会造成的创伤，以及全民抗"疫"所表现出来的真实人性和民族情感，是促发美术家走进生活的重要因素。

这种态势在今年新冠肺炎疫情暴发以来更为明显。没有了喧哗的开幕式、酒会、研讨会，美术家被抗"疫"的洪流裹挟，融入生活，回归心灵，倾听百姓心声，投身抗"疫"斗争，所积蓄的能量自然会在创作中表现出来。不可否认，在过去过度市场化的文化产业发展中，美术的矫饰风、媚俗话语、材料技巧愈演愈烈，而精神内涵愈加空疏。不少美术家在生产性和表现性、物质追求和精神价值之间游离，迷失方向。然而，疫情对美术产业的重创迫使美术家回归生活，表现真实人性和情感，这对于建构健康的当代美术生态必然产生重要的作用。

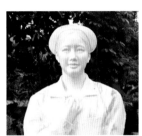

图 3 唐大禧雕塑《叶欣烈士像》，2003 年，广东省中医院

二、视觉记录和精神感召

美术家介入疫情最直接和有效的方式，就是对抗"疫"过程的视觉记录，并通过富有表现力的描绘激发观者的积极情感和必胜信念。这种通过艺术手段积极介入公共危机的现象，在两次抗"疫"运动中都有表现。比如，2003 年 4 月，当得知广州中医院护士长叶欣因公殉职的时候，老艺术家廖冰兄就含泪提议为英雄塑像，雕塑家唐大禧毅然参加创作，成为当时美术家介入抗"疫"的典型事件（图 3）。在随后的几个月中，美术家积极行动起来参与创作，通过漫画、宣传画、国画、油画、雕塑等形式，写真白衣卫士，描摹感人故事，传播爱意，鼓舞人心，成为抗击非典运动的靓丽风景线。

无独有偶，这一情景在今年抗击新冠的过程中再次出现。早在 1 月 28 日，中国美协就发布了"众志成城，抗击疫情：美术家致敬最美逆行者"倡议："邀请美术家们为英模们画肖像、画速写，记录这些新时代最美的中国人"，呼吁"美术家拿起手中的画笔，以笔作枪，和全国人民一起共战疫情，用美术作品凝聚起人民群众抗击疫情的强大精神力量"。让人感到振奋的是，这一倡议得到了全国成千上万美术家的热烈响应。满怀真情、视角新颖的一批批画作创作出来，在第一时间经美协网站公开发表，引发社会广泛关注。在这种风潮带动下，学院、画院、民间美术团体、个体作者，甚至海外艺术家都积极行动起来，共同融汇成抗"疫"主题美术创作的宏大景观。

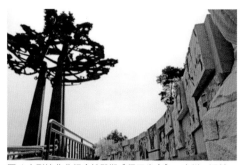

图 4 大型抗非典纪念性雕塑《保卫生命》，广州，潘鹤、梁明诚、唐大禧、黎明、俞畅、钟志源等集体创作

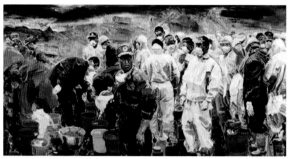

图 5 汶川主题油画《存在·2008·北川》，骆根兴，135×260 厘米，2008 年

　　值得注意的是，在这样一种美术介入疫情的万众洪流中，个体诉求跟国家意志实现了有机融合，美术家的自由表现跟社会性的集体表达之间取得了平衡。实际上，在波澜不惊的日常生活中，个体审美跟集体价值不乏抵牾，官方和民间、主流和外围之间往往泾渭分明。但是，在疫病危机突发的状况下，不同阶层和群体的价值观冲突和利益分歧消解了，人们面对共同的生存处境，需要采用一致的思想观念和行动方案。这种现实使得整个社会的精神生活空前统一起来，"团结一心，同舟共济"，成为每个人心中回响的主题。正如非典期间评论者所言，"在历史上，每当灾难降临，富有人文关怀精神的中国美术家都与国家、民族同生存共患难，丹青言志，画笔传情。今天，这一传统在非典降临的非常时期得到了继承和弘扬"。显然，在网络舆论日益开放、多元、混杂的当下社会，美术界的完整话语对于增强社会凝聚力，凝练民族精神具有更为重要的意义。

三、纪念性和主题性美术创作

　　从历史眼光看，抗击非典和新冠的过程必将成为我国社会发展中的重大历史事件。这种事件也必然会成为较长一段时间中当代美术表现的主题。新中国美术发展的一个重要成果，就是形成了以学院和画院美术家为主体的纪念性和主题性创作传统。从非典引发的美术现象来看，这种创作力量介入抗"疫"主题表现乃是一种必然结果。比如，在 2003 年 6 月，也就是非典尚未结束之际，广东省宣传部就组织了以广州美院为代表的一批雕塑家，研讨集体创作大型"抗非典纪念雕塑"的可能性和方案。不过，抗"疫"主题不同于社会精英和领袖主导的重大军事、政治历史叙事，它的特殊性在于，其表现价值在于疫情之际整个民族所遭遇的生存困境，在于平民百姓体验到的生命悲欢，尤其在于抗击疫情过程中涌现出来的形形色色富有英雄主义色彩的普通人物。这种真实性、体验性、平民性，必然需要某种特殊的表达方式。也许正是因为这个原因，广州抗击非典《保卫生命》（图 4）的创作，经历了意见征集、层层筛选、社会代表投票，历时三年而成，这个过程本身就成为耐人深思的艺术事件。

　　那么，纪念性和主题性创作应以怎样的方式介入像疫情之类社会公共危机表现？也许，两年后国家发起"重大历史题材创作工程"，可算是对该问题的进一步解答。在 2005 年文化部艺术司发表的一百个

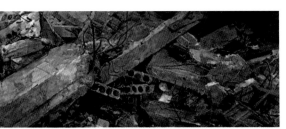

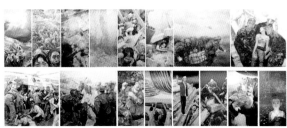

图 6 油画《废墟下的光亮》，2008 年，200×600 厘米，邵亚川、秦文清、马冰、忻东旺、雷波、朱春林、刘建平、马琳、林森、王克举等集体创作

图 7 由 26 位油画家集体创作的大型油画《热血五月·2008》，200×2000 厘米，于 2008 年 5 月拍卖并将所得 3350 万元捐赠灾区。作品主题、表现形式以及赈灾行为均起到了良好的示范效应

选题中，"唐山大地震""战胜'非典'"这样的社会公共危机事件赫然在目。而在历时五年的工程实施过程中，政府、艺术家、理论家、文化机构等通力合作，使得国家赞助跟个体创作有机结合，美术实践和理论探究相辅相成，培育和建构了当代美术重大历史主题创作的观念体系和表现技术。不过，社会公共危机主题的表现也有其特殊性，如何处理"个体－国家"和"危难－救赎"的双重关系，是对美术家掌握表现能力和获取精神体验的考验。让人感到欣慰的是，在 2008 年汶川地震之后的美术创作中，特别是两个月后"第三届北京双年展"中，出现了一批较为成熟的汶川地震主题作品。像《热血·五月》《存在·2008·北川》（图 5）《废墟下的光亮》（图 6）《生命孤岛》等画作，视角独特，感情炽烈，尺度宏大，令人印象深刻。跟 2003 年比较来看，汶川震灾之后的美术反应更加敏锐，美术家处理社会公共危机主题的能力有了显著提高。

与"非典"和汶川地震相比，新冠肺炎疫情作为社会公共危机的影响力、危险性、破坏力都有了进一步扩展，由于以大城市为核心的广泛传播力，美术家对疫情的体验也更为真实而深刻。可以想见，在疫情过后的美术创作中，将会有更优秀的纪念性和主题性美术作品涌现出来。

四、新媒体和疫情主题美术传播

当前抗"疫"主题美术现象的一个突出特点，就是新媒体在美术传播中发挥了极为重要的作用。随着现场活动纷纷停歇，各类美术馆、博物馆、画廊、拍卖行将线下活动改为线上，云看展、数字画廊、在线拍卖、艺术直播……各种在线艺术形态蔚然成风。中国美术馆推出"防控疫情·线上展览"展览系列策划，利用电子全息技术，观者通过数字美术馆可以观看到跟现场实体展示接近的视觉体验。这种方式在当下绝非个案。更具有活力的艺术传播途径是以微博、微信公众号为代表的移动平台。中国美协"众志成城·抗击疫情"，中国油画学会"抗击疫情·中国加油"，国家画院"向英雄致敬·为抗'疫'加油"，中央美院美术馆"非常疫情·CAFA 行动"……这些主题鲜明的抗"疫"创作和展览，每个手机用户都可以通过手机客户端、微信公众号接收和观摩。而在微博中，"艺起抗'疫'""以艺抗'疫'""用漫画为抗'疫'加油"之类的热点、话题、超话、视频甚至直播，比比皆是。每一个人，无论是万千普通百姓还是专业艺术家,都可以用极富个性色彩的艺术作品或行为参与到抗"疫"运动中。

新媒体对于艺术介入社会公共危机所产生的推动力是巨大的,抗击新冠肺炎疫情可以说为新媒体跟艺术传播的结合提供了机遇。这种现象在非典时期,甚至在汶川震灾时期都是不可想象的。2008 年,真正意义的多媒体 3G 手机才刚刚问世。但仅仅十多年,由智能手机、iPad、微信、微博等技术建构的新媒体已彻底改变了整个世界的信息传播模式。其所蕴含的重大意义,在今年抗"疫"主题艺术的传播中得到了充分阐释。过去由上而下的单向传播转变为平等的、互动的、人人参与的交流;过去以作品为中心的鉴赏模式转换为打破媒介界限、以艺术行为为特征的创造和表达;过去艺术家超然于生活之外的创作者身份转变为时时刻刻处于生活现实中的体验者。显而易见,这些转变正是当前全民皆兵、同仇敌忾的抗"疫"运动所要求的。这些天来,我们看到水彩名家刘寿祥先生跟普通人一样罹病去世,看到 96 岁的黄永玉先生率性直书"中国人活得有气势"……疫情当中的每个中国人无不感同身受。

实际上,抗击新冠肺炎疫情运动不仅借助新媒体推动了艺术传播,还深切改变了中国社会对于艺术的理解和创作观念。虽然由学院和画院艺术家主导的主流美术创作依然具有重要意义,但不可忽视的是,正如抗"疫"运动中所展现出来的,人人参与美术创作、艺术媒材界限的打破、个体诉求跟社会价值的融合,都变成现实中业已涌动的潮流。从这个意义来说,美术不仅有效地介入抗"疫",抗"疫"也重新塑造了美术。

五、社会性美术创作的价值和反思

抗击新冠肺炎疫情运动中美术创作蓬勃开展的态势,体现了我国当代美术表现社会现实生活的热情和能力。这也可以理解为新中国建立的现实主义美术传统在新的社会语境下的继承和发展。实际上,直到现在,国家文艺政策和主流理论依然从经典的"艺术跟社会生活"关系界定文艺的社会属性和价值。与此同时,由于社会语境的变化,当代美术创作也逐步吸收了现代主义的形式手法和表现观念,意识到艺术活动的体验性、多元性、交流性,因而实际上正在逐渐演变为一种日趋综合和开放的中国当代艺术。

不过,由于作者的背景、能力以及艺术认识千差万别,也因为多年来美术产业化和市场化根深蒂固的影响,看似繁荣的美术潮流中也隐含着值得反思的问题。比如,缺乏真实情感,只是借助抗击疫情题材博人眼球获取利益的"消费疫情"的行为;再如,缺乏艺术观念和技术水平的支持,只是停留于图像临摹、风格复制从而导致大批肤浅的"类型化图像"问题;至于过去创作中存在的矫饰风格、技巧炫示、形式主义等现象也并未完全消失,依然在创作中不同程度地存在。显然,疫情只是美术介入的对象,却没有从根本上重塑美术的能力。不难理解,在中国当代美术发展中,学院和画院为主体的主流美术创作和理论建构依然具有不可替代的价值(图 7),只有在积极的示范和启蒙中,日益大众化的中国当代美术才可能获得持续性的、健康的发展。

(孟宪平 山东省文联签约文艺评论家)

战"疫"观察

抗"疫"影像，记录有体温的历史

牛光夏

新冠肺炎疫情使整个华夏大地进入非常状态，武汉封城，其他地方的人们亦响应号召深居简出，曾经车水马龙的城市仿佛被按下了暂停键。在这一非常时期，公众普遍面临着信息饥渴的问题。在这样一个视觉文化主导的时代，出于眼见为实的心理，用影像记录和反映的真实疫情是大家特别希望看到的。在人们以诗歌、音乐、戏曲、绘画、书法等文艺形式各展所长对疫情中的人与事进行宣传、讴歌、感怀时，需要到达现场、到达一线的抗"疫"纪录片没有缺席！我们看到，不论是来自传统媒体、网络媒体或宣传机构的专业人员，还是拿起手机以自媒体的形式参与其中的普通人，都在生命线以上以逆行者的姿态赤诚书写，用真实有力的纪实影像作品做抗"疫"时期的记录者，来分享见证、传递温暖。其中有一类以普通人为拍摄对象、以第一人称来进行叙事的微纪录片，如《武汉：我的战"疫"日记》《武汉日记2020》等，以其口语化特质、身临其境的带入感和鲜明的记录属性，强化了纪录片的现场纪实效果，使所跟踪拍摄的人物和故事更易令观众感同身受，又因其短小精悍、叙事明快的审美特性，而使这类纪录片在抗"疫"纪实影像中因快捷、鲜活而受到广泛关注。

当全世界都在关注武汉这座城市的命运时，中央广播电视总台央视纪录频道制作了九集融媒体短视频《武汉：我的战"疫"日记》。每集5分钟的体量使其更适合微信平台和手机App收视，满足新媒体时代受众随时随地移动观看和时间上碎片化观看的需求。这部系列短片由每集的主角以第一人称娓娓道来，他们中有医护人员，有电视台、电台主持人，也有普通市民。有武汉的本土居民，也有来自英国的外籍演员和来自四川的医务援助者。如第一集以武汉市肺科医院护士胡雪珺的"我现在正在上夜班的路上"为开场白，展示了她用手机记录的自己和同事们在病房护理病患的日常场景。第三集中，即使是没有生命的摄影机，也被拟人化地赋予了生命，并使用AI智能合成的声音自述它在雷神山医院施工现场见证武汉抗击疫情的中国速度。第七集至第九集则与快手平台合作，向武汉某些有代表性的快手用户发出定向邀约，让他们用自己录制的视频展现非常时期的生活状态，优酷推出的人物类系列微纪录片《中国面孔》

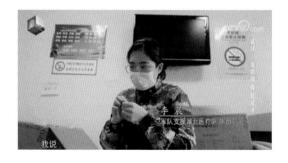
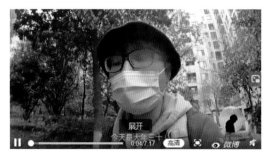

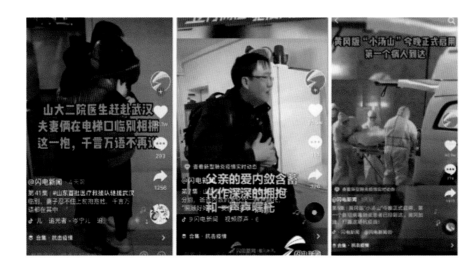

也与梨视频拍客中心进行了深度合作。上述这些创新性的表达与传播手段，不仅提供了真正来自民间的战"疫"细节，同时也见证了特殊时期传统媒体与短视频的相互借力，显示了民间影像在大事件中的高参与度。

一位微博名为"蜘蛛猴面包"的武汉本地视频博主则从1月23日起，坚持每天用被称为VLOG的影像网络日志的形式记录武汉封城后他眼中的生活日常，先取名为《封城日记》，后更名为《武汉日记2020》。他在片中出镜，以志愿者的身份去接公共交通停运后的医务人员上下班，去陪无法回老家过年的独居朋友吃年夜饭，去探访超市和社区的运行状态，送菜送药给无法出门的人们……在他的镜头中出现的人物是处于疫情下平凡而又努力生活的武汉人民的缩影。作为自媒体人，作者坦陈是来自于内心的责任感支撑他义无反顾去做这件事，唯一目的是帮助大家看到真相，消除恐慌。在这样一个全民记录的时代，不仅是这部系列片的作者，还有很多依托于微信朋友圈及快手、抖音等短视频平台的人参与到了抗"疫"纪实影像的拍摄和分享行动中去，有人录下方舱医院患者和医护人员一起跳广场舞，有人录下支援武汉医务人员亲人送别的动情瞬间，有人录下病房里的患者唱起歌来互相加油打气。

其他电视媒体也迅速反映，及时跟进，立足于媒介融合思维，制作了一些现场感强的抗"疫"微纪录片。山东首批医疗救援队驰援湖北，随队出发的山东广播电视台记者深入疫情第一线采访报道，在闪电新闻开设了"闪电直击""战'疫'一线VLOG"等纪实专栏，也是采取当事人的第一人称视角进行讲述，《山东高密小伙连续十几小时自驾送到湖北一批口罩》《医生父子兵上阵防控疫情！一个在日照一个在北京》等时长一分钟左右的短视频在今日头条、抖音等平台获得大量转发和点赞。

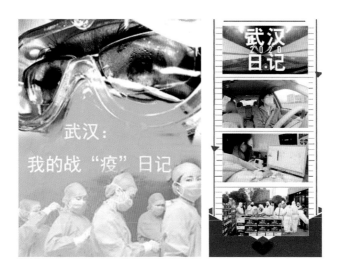

　　这些身在武汉疫区的亲历者们用 VLOG（视频日记）的主观视角，讲述他们各自在抗击疫情过程中所做所感、所见所闻的温暖故事，带领观众进入故事讲述者所经历的生活世界中，质朴的表达往往更能激发观众内心的情感和共鸣。而来自不同个体、不同角度和侧面对疫情的观察与了解，不仅让声音更为丰富，也使人们对于疫情的认知更为全面和立体。

　　今天的纪录就是明天的历史，纪录片是影视史学研究的重要文本。近些年来，新历史主义理论正逐渐被纪录片创作者所接受，它认为对历史的探寻不可局限于大历史的书写之中，这一历史观致力于将宏大的集体史转为细碎的个人史，由独自的高歌抒怀变成众声喧哗，也使历史的面目越来越生动和清晰。新历史主义的领军人物斯蒂芬·格林布拉特强调历史的建构要"不断返回个人经验和特殊环境中去，回到当时的男女每天都要面对的物质必需和社会压力上去，并落实到一小部分禀有共鸣性的文本上"。这些以普通人的亲历者视角来进行观察记录的抗"疫"微纪录片虽然略显粗糙，但终会成为历史的一部分，而且是携带着个人生命质感、包含无数个体生命史的有体温的历史。

（牛光夏　山东省文联签约文艺评论家）

战"疫"观察

疫情之中"设计的使命"

——主题创作与假期课堂相向而行

董占军

己亥岁末，一场严重危害人民群众生命安全和身体健康的疫情突然袭来。生命重于泰山，疫情就是命令，防控就是责任。党中央对疫情防控工作高度重视，农历正月初一，习近平总书记主持召开中共中央政治局常务委员会会议，对疫情防控特别是患者治疗工作进行再研究、再部署、再动员，发出了打赢疫情防控阻击战的战斗号召。防控感染，抗击疫情，成为全国上下心之所向。山东工艺美术学院坚决贯彻落实党中央和省委的决策部署，积极行动起来，结合假期课堂，在全校范围内如火如荼地开展了"生命重于泰山——紧紧依靠人民群众坚决打赢疫情防控阻击战"主题创作活动。主题创作活动旨在通过艺术设计和创作把疫情信息传达得更直观，以画笔为武器，凝人心、聚合力，提振信心，为坚

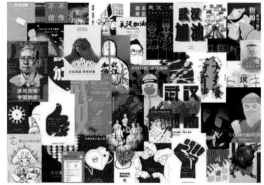

山东工艺美术学院防疫创作作品

决打赢疫情防控阻击战贡献文艺工作者的智慧和才干。目前，山东工艺美术学院已经发布 40 多个系列的作品，涌现教学与创作成果 2700 余件（套）。

一、秉承为人民而设计的使命，深入持久地开展主题创作活动

习近平总书记在全国教育大会的重要讲话中再次强调了立德树人是中国特色社会主义教育事业的根本任务，强调"把学习奋斗的具体目标同民族复兴的伟大目标结合起来"，明国家发展、民族复兴之"大德"。这为设计教育的人才培养目标指明了方向。山东工艺美术学院坚持立德树人，以"为人民而设计"为使命，充分发扬敢于担当的精神，号召广大师生心系家国命运、回应社会关切，用艺术创作践行"以人民为中心"的理念，不断强化、丰富设计教育的社会责任感和奉献精神。在 2008 年汶川地震发生后，学校举办了"抗震救灾重建家园"主题宣传画展览创作活动；为培育和践行社会主义核心价值观，学校于 2017 年举办了"践行社会主义核心价值观主题创作"活动及相关展览；为深入贯彻习近平总书记在文艺座谈会上的讲话精神，学校于 2018 年举办了"为人民而设计——山东工艺美术学院艺术与设计作品展"。以上系列活动充分体现了学校以设计服务社会、以设计引领生活的使命和担当。面对此次突发的新冠肺炎疫情，学校又一次站在了服务社会、服务民生的阵地前沿。

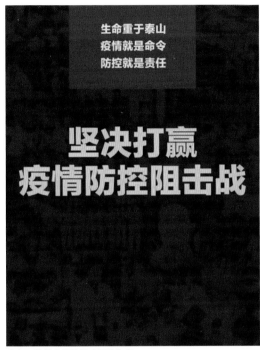

山东工艺美术学院防疫创作作品

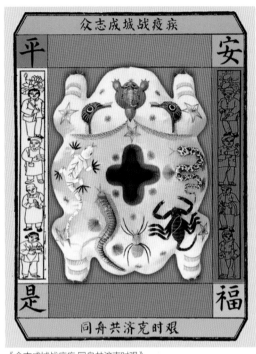

《众志成城战疫疾 同舟共济克时艰》

二、以丰富多彩的艺术设计形式，助力疫情防控，服务特殊需求

山东工艺美术学院党委和行政高度重视疫情防控工作，第一时间成立疫情防控领导小组和专项工作组，形成了科学严密的疫情防控工作体系。与此同时，全体师生积极开展"生命重于泰山——紧紧依靠人民群众坚决打赢疫情防控阻击战"主题创作。在组织动员上，把主题创作活动当作目前特殊时期的工作重点，紧密团结师生、校友和社会艺术设计同仁，引导教学一线广大师生合理安排时间积极进行创作，形成创作合力；同时，按照主题创作划分，紧抓重点题材，注重艺术创新，及时发布作品。在内容上，时刻关注疫情变化，多宣传党中央的指示精神，多反映疫情防控的真人真事，多讲山东各界服务武汉及自身防控的善举善行，深入生活，反映现实，主题涵盖"宣传动员""防疫普及""致敬英雄""特需产品""八方支援""坚定信心"和"恢复生产"等。在形式上，发挥美术与设计类学科专业优势，运用宣传画、微视频、动画、摄影、手机交互、绘画、漫画、雕塑等艺术形式服务疫情防控宣传需要，并创作特需产品、环境、服装与工艺美术等针对疫情防控工作需要的优秀设计作品，营造积极向上的舆论环境和精神氛围。

三、主题创作与假期课堂相向而行，设计、创作与教学硕果累累

疫情防控工作恰逢寒假期间，学校因势利导，将主题创作与假期课堂有机结合。假期课堂是潘鲁生院长于2003年提出的一种既有课堂传授又有社会实践的教学方法，突出艺术设计专业科学与艺术相融合

的特点，将部分教学活动安排在假期完成，让学生向社会学习、向有着不同文化背景与经历的人学习，使学生结构化学习与非结构化学习实现优化整合，在艺术高校产生了良好反响。疫情当前，在学校统筹组织下，全校有关专业教研室、工作室的教师与学生远程连线、时时指导，积极开展假期课堂教学，形成了一系列00后大学生的优秀创作作品。假期课堂延续了"核心价值观进课堂""创作＋思想政治"的模式，展现出广大青年同心

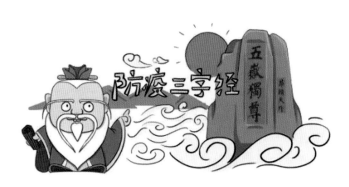

《防疫三字经》（艺术总监：潘鲁生 指导教师：顾群业 张光帅）

协力、共克时艰的严肃使命感，既是为防控疫情贡献一分力量，更是在实践中接受社会大课堂教育。

学校主题创作与假期课堂的深度融合，形成、涌现了一大批优秀作品和特色创作团队，受到了社会大众的关注和赞扬。潘鲁生设计的《生命重于泰山》《坚决打赢疫情防控阻击战》，苗登宇设计的《坚决打赢》《齐心鲁力》等作品，均体现出思想性与艺术性的高度结合。艾琳团队创作的《美好生活，美好未来》、杨濡豪团队作品《捕杀野味生态之殇》等，用动画语言表述全民战"疫"决心和必胜信心。2月6日，《人民日报》微信公众号推送了潘鲁生院长创意并指导，顾群业、张光帅带领数字媒体艺术工作室师生团队创作的"防疫三字经"微信表情包，新华社等主流媒体也纷纷转发，社会反响强烈。表情包以新媒体艺术形式快速及时地反映现实、普及知识，成为抗"疫"宣传的别动队。

在积极投入主题创作的同时，学校提供多种网络教学平台和系统平台服务支持。"一课一案"，直播教学及慕课课程资源按需调配使用，确保在线学习与线下课堂教学同质等效，做到"标准不降低、学习不停顿、研究不中断"，进一步丰富学校专业、特色网络课程体系，与直播教学、慕课平台公共课程资源形成良好互补。目前，多门全新专业课程已在学校 Mooc/Spoc 平台上线，在疫情防控期间确保学校正常教学秩序。

近日，《求是》杂志发表了习近平总书记《在中央政治局常委会会议研究应对新型冠状病毒肺炎疫情工作时的讲话》。讲话再次强调，我们要按照坚定信心、同舟共济、科学防治、精准施策的要求，切实做好工作，同时间赛跑、与病魔较量，坚决遏制疫情蔓延势头，坚决打赢疫情防控阻击战。习近平总书记的重要指示，为艺术设计院校师生积极创作、树立信心、坚定决心、坚决打赢疫情防控阻击战提供了精神指南。山东工艺美术学院"生命重于泰山——紧紧依靠人民群众坚决打赢疫情防控阻击战"主题创作活动，正继续与时代同步、与社会共振，以"为人民而设计"的使命担当，众志成城、共克时艰、战胜疫情，共同迎接冬去春来、春暖花开的美好未来。

（董占军 山东省文联签约文艺评论家）

战"疫"观察

舞蹈在线

——同风雨，共战"疫"

王岩 孙宪鑫

庚子鼠年，本该岁月静好、举国欢庆的新春佳节被突如其来的新冠肺炎疫情所影响。来势汹汹的疫情肆虐荆楚大地，全国人民的生活似乎被按下了暂停键。面对这突如其来的严峻考验，广大文艺工作者被抗"疫"英雄们的壮举所感动，为全国人民的众志成城而振奋，他们虽然不能身处一线，但却在第一时间用音乐、舞蹈、诗歌、绘画、书法、戏曲等各种艺术形式积极投身抗"疫"主题的文艺创作中，以艺术发声，用艺术的力量共同战"疫"！用作品驰援战"疫"一线的广大医护人员！

当前疫情防控正处于刻不容缓的紧要关头，在这场新冠肺炎疫情防控阻击战中，疫情牵动着全国人民的心，也牵动着舞蹈工作者的心。众多舞蹈艺术工作者们积极发挥舞蹈在表达情感、传递正能量方面的重要作用，纷纷加入全国抗"疫"队伍中。"舞蹈在线，以舞抗'疫'；同风雨，共战'疫'。"他们通过编创优秀的舞蹈作品，抒发人们抗击疫情的爱国情怀，用舞蹈独特的肢体语言，鼓舞全国人民抗击疫情的信心。

用舞蹈艺术典型形象唤醒全民大众，引导人们团结力量，自觉抗"疫"，优秀舞者们以舞蹈短片的形式记录这场战"疫"，以舞言志，以舞助威，传递爱的声音。用舞蹈作品讴歌"逆行者"奋战一线、抗击疫情的感人英雄故事和可贵精神，体现了舞蹈人的责任与担当。

疫情期间，众多舞者推出了抗"疫"主题新作品。青年舞蹈演员朱洁静创作的舞蹈作品《把杆组合》，以中国古典舞与西方现代舞相融合的形式创作，既古朴又洒脱，呼吸带动着流畅的肢体语言，动作贯穿着唯美的音乐，彰显了人们面对困难勇往直前的坚韧不拔。作品以"舞"的形式带给所有正在抗击疫情的人们一场唯美的视听觉盛宴，感动着亿万观众，让人们内心筑起为抗"疫"团结一心、众志成城的渴望与决心，舞中所诉说的"中国精神"更激起了人们对美好生活的盼望。

济南市歌舞剧院以战"疫"为主题编创的舞蹈创意短片《最美的逆行》深深打动了观众的心灵。短

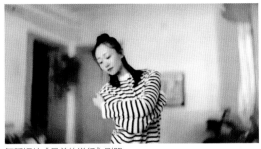

舞蹈短片《最美的逆行》剧照

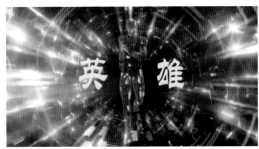

舞蹈短片《最美的逆行》剧照

片以歌曲《最美的逆行》为背景音乐，以视觉听觉相呼应的方式带我们领略了逆行"战士们"的风采。

舞蹈短片《最美的逆行》开头、结尾以电脑三维人像的技术带我们步入了逆行者眼帘，虚构的人像迎面跑来，周围光圈起伏波澜，向后环动，呈现出一幅白衣天使逆行而上的画面，他们不畏惧被新冠肺炎感染的危险，不畏惧与死神夺命的艰难，甘愿为人民服务，他们是最美的逆行者。音乐副歌部分激昂，男舞者舒展肢体，铿锵有力，将抗"疫"的"驰援"赋予舞蹈化，将逆行者们的无畏精神表现得淋漓尽致。女舞者呈现了柔情与坚韧的融合，特效"荧光黄色线条"闪烁在舞者周围，展现给我们战"疫"胜利的耀眼曙光；舞者们以"手势舞"的形式表达祝福；以手臂为主体，舞动身躯以表现面对众多逆行者时人们内心的温暖与感动；舞者流畅的肢体动作、饱满的感情，都让我们感受到每一位舞者对逆行者们深深的祝愿与期待。最后，每一位舞者依次亮相，用最坚定的话语说着"中国加油，武汉加油"，表达了舞者对逆行者的崇敬与对国家最衷心的祝福。

《最美的逆行》运用了现代多媒体技术的剪辑手法，同时，舞蹈与影像、艺术与科技跨界融合，在舞者的切换镜头中加入了"特效转场""运镜转场"等专业剪辑手法，在舞者表演时加入了众多影视特效，如"幻影""闪黑""波纹色差""抖动"等多媒体手段，给予观众心灵的震撼与安慰，提升了舞蹈作品的表现力。舞蹈短片中，我们可以感受到，每一位"逆行者"都坚守职责，展现了忘我的牺牲精神！他们生而平凡，却敢于面对死神。他们生而非凡，是万千百姓的卫士。因为有了这些最美的逆行者，我们在黑暗中渴望光明；更因为有这些天使般的逆行者，我们在寒冬中期盼春暖花开。

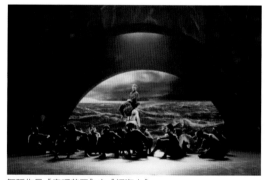

舞蹈作品《春暖花开》之《闯海人》

为武汉加油，为湖北加油。诉说青年学子们期盼疫情早日结束，期待祖国春暖花开的舞蹈短片《春暖花开》是山艺舞蹈学院师生一同创作的优秀作品。作品以新闻画面、原创舞蹈片段、校园纪录片为基本素材，采用影像叙事的创作方式打破了"舞台"与"真实"的边界，穿越了"虚拟"与"现实"的空间。短片开始用"现代舞"方式反映现实，在灯光昏暗的布景下，舞者们穿着职业装在空间中压抑地"扭动着"，双手捂耳的转身与墙角中的挣扎、坠落，仿佛在诉说病毒来临之际人们心中的恐惧与被隔离的不甘。同样的布景，灯光渐明，身穿职业装的舞者慢慢站起身来仰望天空，深深地表达着舞蹈人对"春暖花开"的美好向往，以及对疫情之下大爱真情的热烈呼唤。

"逆风行走"是《春暖花开》的核心主题，舞者逆风而上的步伐正与短片字幕中的"无畏前行"不谋而合，一幅幅医院现场画面与舞者同框，作品以高超的后期剪辑手法为我们展现了逆行英雄们坚毅不屈的品格，鼓舞了全国人民抗击疫情的信心。当拟人化的"彩条风"打向舞者脸庞时，画面另一侧是逆行者脸庞被口罩压出的伤痕与思念亲人的泪痕，当舞蹈与图画"凝聚"时，我们不禁心头为之一震。众志成城，守望相助，观者无不动容！

《春暖花开》以舞蹈学院多部经典原创作品动人的舞蹈瞬间，与一线抗击疫情的真实画面相互辉映，诉说着勇者的不屈态度与山东人民的鼎力相助与期盼。《移山》《闯海人》讴歌了坚韧不拔的愚公精神与勤劳勇敢的劳动人民精神。这正是我们白衣天使的映照，正是 84 岁仍在一线奉献的钟南山院士的写照。视频中钟老的一句话震撼人心："你说我为啥，一辈子还不是为了一个病人。"他以救死扶伤为己任，为天地立心，为生民立命，实乃国士无双；劳动人民的辛苦劳作与田埂地垄的广袤无垠在《田埂地垄一片云》中交相辉映着，侧面反映出了山东劳动人民在疫情"第一战场"默默奉献的决心；唯美的老年爱情故事《相依唯梦》讲的是疫区中不离不弃的夫妻，他们携手走过几十年的风风雨雨，在这个共同战"疫"的时刻，他们互相激励，诠释着爱与坚强！

舞蹈短片《春暖花开》最终伴随着幸福的歌声以五星红旗的飘扬落幕，向我们诉说着没有逾越不了的寒冬，亦没有始终失约的春天，期待着我们的英雄与学子平安归来，期盼着我们伟大的祖国早日春回大地、春暖花开。

重庆芭蕾舞团编创的舞蹈影像作品《大爱无声》，以黑白对比强烈的视觉冲击，让人们看到了疫情背后"白衣天使"的无畏、坚定与奉献。舞蹈以芭蕾舞的表现形式形象地刻画了白衣战士的圣洁与无私，表达了人们对医务工作者的钦佩与敬意。舞者在"黑色火焰"特效中舞蹈，紧张又不失优美，画面中舞者伸出双臂来表现医护人员与家人的隔空拥抱，这一种无奈与牵挂、思念与担忧，展现着疫情蔓延中一个个家庭的大爱牺牲以及舞者对他们的真挚祝福。

"如果时光允许，我愿举世无双，为国为民，名留千古；如果时光允许，我愿风华正茂，才华横溢，指点江山"，荡气回肠的雄心之语，感人肺腑的请战书，让我们都不禁湿了眼眶。全国各地的白衣战士们向湖北前行，投身在一线工作。这体现了全国人民强大的凝聚力。一个个义无反顾奔向前线的逆行背影，一个个一线的感人故事预示着最终的胜利必将属于人民。

2020 年的新冠肺炎疫情，颠覆了人们传统的生活状态、工作秩序和文化艺术的传播规律，人们不再满足于单纯的文字、声音以及图片，转而倾向于更生动的短视频分享，这使网络艺术的创作主体、受众和传播发生了翻天覆地的变化。舞蹈艺术工作者们以舞蹈短片的方式记录这场战"疫"，一时间舞蹈短视频风靡微博、微信、抖音等平台。舞者们以舞言志，以舞助威，运用"数字化"的科技手段与舞蹈融合的方式，创作出了多种多样符合现实需求的舞蹈短片，备受关注。

战"疫"期间涌现的优秀舞蹈短片和微视频彰显了人们在疫情中的勇毅担当与必胜信心，在情感传递过程中极具情绪感染力。大数据与新媒体时代下舞蹈艺术的表达方式，将在这次疫情后带给我们舞蹈人更多有价值的思考与探讨。

（王岩 山东省文联签约文艺评论家

孙宪鑫 山东艺术学院舞蹈学院研究生）

后记

新冠肺炎疫情暴发以来，山东全省人民在以习近平同志为核心的党中央坚强领导下，按照省委省政府部署，坚决贯彻"坚定信心、同舟共济、科学防治、精准施策"的总要求，万众一心、众志成城，谱写了一曲曲齐心鲁力、共克时艰的动人篇章。

为进一步做好山东抗击疫情宣传工作，我们编辑推出了《齐心鲁力——山东战"疫"全景录》，包括图书和数字出版两部分。图书主要包括《齐心鲁力——新华社山东分社战"疫"报道集》《这就是山东——山东战"疫"纪实》《群星闪耀——山东战"疫"群英谱》《战"疫"情——山东文艺工作者在行动》《刻骨铭心——山东战"疫"的永恒瞬间》《山东战"疫"实录——"学习强国"山东学习平台在行动》六个主题。数字出版紧紧围绕《这就是山东——山东战"疫"纪实》《群星闪耀——山东战"疫"群英谱》《战"疫"情——山东文艺工作者在行动》三个主题，充分发挥互联网和新媒体的传播优势，创新体裁，丰富形式，深度开发了1个微博主话题、1幅7.2米手绘长卷（含静态版、视频版）、25个视频、8集动画、8组86张主题海报、4幅手绘插画等内容。

图书和数字作品从不同角度、不同侧面，全景式地展现了勇往直前、永不服输、敢于胜利的山东力量，体现了守望相助、同舟共济、无私奉献的山东精神。许多作品先后在新华社、人民日报、微博、微信、抖音、快手、爱奇艺、新浪、腾讯、网易等30余家媒体及网络平台传播，引起了强烈反响。

项目由省委宣传部牵头，山东出版集团组织实施，省委网信办、大众报业集团、省文联、省文旅厅、省卫健委、山东广播电视台、山东工艺美术学院等部门单位均给以大力支持和帮助，在此一并表示感谢。局限于时间、条件、能力等原因，书中不妥之处，敬请读者见谅。

编者